# 「つながり」の精神病理

中井久夫コレクション

中井久夫

筑摩書房

目次

#「つながり」の精神病理

# I

# 家族の表象——家族とかかわる者より

## 1　はじめに

「家族の表象」というが、ここでは家族についての表象のことである。では誰の表象であるのか。私は、はじめ、家族の各成員が別の成員について持つ表象を含めようか、と考えた。しかし、それについてはすでに多くの研究がある。それで十分だ、と言えるかどうかはともかく、それらの研究に私がつけ加えるべきものはあまりなさそうに思えた。

私は、精神科医が持つ、家族についての表象を主に考えるように導かれた。ひとつは、私が精神科医だからであろう。もっとも、これも家族精神医学のすぐれた研究者、実践者にゆだねられるべきことである。

おそらく、私に（岩波講座『精神の科学』において）このようなテーマが課せられたのは、私がまさに家族精神医学の研究者でない
からであろう。家族精神医学の旗をかかげて

いようといまいと、精神科医はすべて、その仕事の中で、患者の家族との交渉なしにはすまない。その中でおのずと「家族の表象」が形成される。これはおそらく、公式の表象(家族像といってもよいだろう)とかなり違っているであろう。その違いに、いくばくの価値があり、したがって、この講座に席を与えられて然るべきものと考えられたのであろう。

それでは家族精神医学者と、私なら私のような精神科医とを分つものは何であろうか。第一はむろん知と無知である。とにかく「私の分野」と他から認められている安全な岸辺を離れて、一歩外へ踏み出すのは私にとって安心が脅かされる体験である。「蜂のぶんぶん唸っている木立に裸で入ってゆくような気がしないか」とたずねた人がいるが、その方々でも一点の耳を藉すべきものが小文の中にあればと願わなければ、敢えて無謀な試みの暗い小道に足を踏み入れることはできまい。ただ、利点もある。全体を展望したり網羅的である必要はないことだ。家族精神医学からのつまみ食いがゆるされるのである。

無知の他に、家族精神医学の研究者と私を分つものはないであろうか。むろん、家族精神医学の研究者といっても区々だが、『講座　家族精神医学』に結集した人々の大多数は、個々の人間が病むのではなく、家族が病むのである、家族を一つの患者とみるべきだ(family as a patient)と主張しておられるように思う。私は、それを一つの見方としては認める。個人が病むというよりは関係が病むのであるという、サリヴァン、フェレンツィから木村敏に至る主張については更に認めるところが大きい。しかし、人間という時、ここでは個人だけでなくその〝持つ〟関係性を含めているのであるから、その意味での「人間」は複数の現実を同時に生きるものである、と私は考える。そういう者として病むのである、と。臨床のパフォーマンスにおいて、家族治療か個人治療かを二者択一とすることを私はとらない。

また、私は精神科における治療は——おそらく他領域における治療も同じだろうと思うが——「原因療法」と「対症療法」との区別を立てても、むなしいと思う。病いを成立させる事件の連鎖において、何を「原因」とするかは任意であって、還元主義にしたがって自然科学的分子になるべく近いものが求められがちである。実際にはどこで病的事態の連鎖を断つことがいちばん有効であるかによって決まる問題である。他方、対症療法は、症状が現れてからそれを押えるのであるから、必ず後手に廻るアプローチである。

現実の治療者というものは、内科医であろうと外科医であろうと、多数の（相互に関連して変動する）因子をにらみ合わせて、病いのコースを辿り、予測して、（一）重要な因子で、（二）動かすことが容易であり、（三）動かすことによって全体に好ましい変化が波及的に大きく生じ、（四）好ましくない変化がなるべく小さく、かつ波及的にならないようにと、たくさんの因子を動かそうとするものである。そして、動かすにあたって、行きづまりが生じないようにと、盤面に石を打ち継いでゆくような大局観が求められる。

したがって、あえていうならば、治療自体は科学ではない。それは、棋譜の集大成が数学にならないのと同じである。治療についても、明確に述べられている情報だけによる治療は、定石の本だけを頼りに打つ人以上を出ない。医学が独学で学べないのも、そのためである。医学の世界には、職人のことわざのような暗示的な金言が多く、それは目に見えない「もう一つの医学」をつくっている。このような部分をできるだけ言語化しようと私は試みたことがあるが、やってみせ、やらせてみるより他にないものが随分多い。

症例検討会が精神医学にとって欠かせないのは、このためである。それは法律の世界において「判例（の積み重ね）が法を明らかにしてゆく」のに通じる意義がある。この場合の「法」が窮極的には到達不能な極限であるような位置を、概念としての「統合失調症」あるいは「統合失調症の家族」が占めている、と私は思う。

これまで述べたことは、いささか回り道ではあるが、私の中の「家族の表象」、臨床のいとなみにおける家族との接触の体験を語るのに必要な前提であると考えている。

「家族」とはうたがいもなく、きわめて重要な因子（群）であって、さきに述べたところにしたがえば（一）は満たさなければ始まらないとしても、（二）以下はなかなか突き止めにくく、そのために家族治療、いや一歩下って家族と私どもとのかかわりは非常にむつかしくなる。

すなわち、家族を動かすことはたいていの場合に困難であり、好ましい方向に動かすことはさらに困難である。波及性はきわめて大であり、しばしば限局しがたい。そしてどのような副次的効果（副作用）が起こるかを予測することはむずかしい。いや、認識することがすでにむずかしいと言ってよいであろう。

土居健郎は、文章にも記しているが、それよりもはるかにしばしば、症例検討会の際に口頭で家族への治療的介入に対して慎重であることを求めている。よく耳にしたのは、「家族にもかかわらず患者は治るのだ」という金言であった。「家族を〝治療〟することは患者を治療するよりもはるかに困難である」とも言われた。

その意味するところはどういうものだろうか。私の推量では、まず、一般に患者のほうが家族よりも可塑性に富んでいて、柔軟であり、変化の可能性が高いということである。この含意は、「家族からの〝出立〟が統合失調症患者においてしばしば治療的意味を持つ」という笠原嘉の指摘とも照応し、さらに、「きょうだいの中でもっともかたくなでなくひねくれてもいないで健康な（と私は粗雑に表現するが）印象を与えるものが患者である」という井村らの日大グループの実証的研究とも響き合う含蓄があるだろう。

しかし、それだけではない。一般に家族というものは、とくにそのメンバーの眼からみれば、実に変化の道が閉ざされていて、選択可能性に乏しいように見える。精神科治療に従事するものも自分の家族の問題を解決することは実にむつかしい。誰も自分の頭の蠅を追えないのであるが、精神科医は、いや精神科医でなくとも、一般に家族成員にとって、自分の家族を変えることはむつかしいのだということを忘れないようにしたいものである。

土居はまた、家族を動かせる場合でも、精神科医は操作的な方策に陥りやすいと、くり返しいましめた。

なぜ、家族に対して、精神科医はとくに操作的になりやすいのであろうか。

おそらく、一つには、家族と医者との関係があいまいになりがちなことによるのであろう。

患者と治療者との間には、いちおう相互拘束的な「治療契約」あるいは「治療についての合意」がある。少なくとも両者はその成立と維持とに努力する。このような方向づけは、治療者と患者の家族との間には欠けていることが多い。しばしば治療者は、患者の家族が治療者の助言のうちで、都合のよいものばかりを取り上げ、あとは捨ててかえりみないことに苛立つ。そして都合のよい時にしか現れないことに。外来では、逆に家族の人ばかりがきて本人はいっこうに現れないことも起こる。

しかし家族のほうにすれば、医者の要求がとうてい実行できないものに思えることが少なくないようである。家族の側の視野が狭くなっているのかも知れず、医者の側が早のみこみをしているのかも知れないが、とにかくそういうことが生じがちである。

病院につとめていると「誰それさんのお母さんが先生にぜひお会いしたい」という内線電話に悩まされる。こういう家族との会い方は、特別に会ってもらうのだから患者の家族の方も卑屈になりがちであり、医者の方も仕事のさいちゅうを呼び出されるので上機嫌になりにくい。私は予約制の家族面接の時間がつくってある病院にかなり長くつとめたことがあって、非常に仕事がやりやすかった。たとえ十五分でも――実際は三十分以上になることが多かったが――患者の家族は権利として医者に会っているのであり、医者は特別の恩恵的な仕事でなく、ふつうの仕事の一部をしているのであり、また多少は準備をしておくこともできる。このことは、無理をせずに家族との良い関係を維持する役にずいぶんたったし、私も多少は家族をめぐっての経験を積むことができた。

一般に医療の場における「患者の家族」という場所は大変すわりの良くないものである。権利は公式に認められているわけでなく、哀願して得るもののようであり、義務は無限のごとくである。しばしば彼らは途方にくれる。たいていの病院は迷宮のようだが、患者の家族にとっては心理的迷宮でもあることが少なくない。このような状況では、患者と家族と治療スタッフが「治療という共同作業」を行おうとしても円滑に行かないだろう。

おそらく西欧の家族療法は、このような点にも留意して、契約社会らしく、家族ともきちんと治療契約を結んで行われているのであろう。わが国でもこれから、その方向にむかって進んでゆくのだろうか。

しかし、それにしても家族の構造を意図的に動かすことは果してできるのであろうか？できるとしても「操作的」にならないであろうか？　精神科医が「操作的」という時は

manipulativeの訳であって、操り、振りまわすという良くない含みがある。そして相手を振りまわそうとすると、必ずといって良いほどこちらも振りまわされる。その結果、おたがいに何が何だか分らなくなってしまうのである。そして、「振りまわし振りまわされ」が止まらなくなってひどいことになる場合が決して少なくない。

患者の家族と会った経験、とくに家族面接と家庭訪問の経験は、私が家族を意図的に動かすことを慎重にさせたと思う。

これらの経験の教えることは、第一に「家族ホメオスターシス」といわれるものの強固さであった。第二は家族内のコミュニケーションに耳には聴えない低周波音のようなサブリミナルなものが占める比重が非常に大きいことであった。第三は、医者は家族にとってそのホメオスターシスを破る「トリックスター」（かきまわし役）であるということである。あるいは「触媒」を投げ込むことにたとえられるであろう（場合によっては危険な反応を媒介しかねないという意味でも）。第四は、家族を閉鎖系として取り扱う見解が今は多いけれども、家族は開放系であって、病的家族だけが閉鎖系に近づくのだと私は思っている。だから閉鎖と停滞を破る「トリックスター」が必要なのであろう。第五に同じ意味で「ハプニングの活用」も重要である。考えてみれば、家族の成員の発病は家族のホメオスターシスを破る大事件である。これをどう活かすか、だ。第六は、間接的アプローチのほうが有効であり、家族力動に正面から立ち向かうのは有害無益に近いということである。

第七は、家族の成員を「患者の家族」という役割を荷なった存在《もの》として、ちょうど教師が父兄と語るようにしていては正しい情報は得られないことである。患者の家族を〝患者〟とみなすわけではないが、しかしその人に即してその気持を汲もうとする時だけ、家族の語るところが患者の現実にも家族の現実にも近づくということである。第八に、家族には聖域があり、できるだけ、それは尊重しなければならない。それは個人治療において患者の秘密を尊重するというシュルテや土居の主張の家族版である。たしかに、家族には一つ一つ独自なものがある。それは雰囲気的なもの、一軒一軒ちがう味噌汁の味つけから、家族成員を奇妙に束縛する無気味な「家霊」のごときものまである。

## 2　家族ホメオスターシスについて

ホメオスターシスはW・B・キャノンの生理学的概念を借りて第二次大戦後のアメリカからひろまった概念であるが、必ずしも有機体でなくとも気体などの物理化学系においてもみられるところであって、「ある系に外力が働いて変化を起こそうとする時、系はこの変化を打ち消す方向に動く」ということである。今では、精神科医の日常臨床においてさまざまな局面で念頭に置かれることである。

家族について述べるのは、患者について述べるよりもむずかしい。患者についてならばかなり抽象化することもできる。しかし家族についてはそうすることによって多くのものが失われる。しかも、家族的現実はしばしば個人的現実よりもさらに人目にさらされたくないもののようだが、決め手的なものは残念ながら多くそういうところにあるのだ。報告の輪廓がぼやけ、いくぶん状況の具体的細部を変え、勘どころが脱落しているのも止むを得ないと思っていただきたい。これでも何かを示すために必要な最小限度、プライバシーを守るぎりぎりの限度に近いと私は信じている。

いちばんはっきりした単純なホメオスターシスの例は次のようなものである。

**例1**

ある都会の戦災で焼け残った古い住宅街。ひっそりとした露地は昼も蚊のうなりが聞える。父君は外国への移民の子であるが、戦争間際に帰国して日本の大学を終えて兵役に服している。このような経歴の人がしばしばそうであるように戦争中は迫害と差別の対象になる一方、日本精神に「過剰同一化」をしていると評されそうである。戦争中に一家の出身地の（いくぶん田舎の）女性をめとっている。戦後は外国の金融機関につとめているが、それらしい堅実な印象があるけれども、如才のなさ、ハイカラさはなく、重厚でふだんは無口であるが、二つの文化が父君の中でどのような折り合いをつけていたのだろうか、けっきょくはわからなかった。母君は父祖が同郷の人とはいえ、育った文化的背景がちがう夫君との間には自然な交流が乏しいと語る。色白の弱々しい人で、生育地とは離れた都会に住み、いくぶんおろおろしてみえ、不安をよく訴える。実際、心悸亢進をはじめ多彩な訴えで総合病院の各科を廻っている。子どもは姉一人弟一人だった。二歳ちがいだったと思う。非常に特徴的なのは二人がほとんど正確に交代して病気になったことであった。はじめは中学二年の弟だった。細長型で背が高く色は浅黒い少年だったが、父とのささやかないさかいが急速に緊張病性興奮に移行した。先行して不眠や頭痛などの前駆期があった。父とのささやかないさかいは、むろん過飽和溶液を刺激して結晶化を起こさせた事柄にすぎない。祝日に国旗を出そうとする父に彼は反対したのだ。とにかく担当になった私は、その夜、少年が下駄ばきのままで病院の食堂のテーブルの上を次々に跳び移りながら、すごい騒音を立てている姿と、病院の椅子にすわって一言も発さずうつむいて一心不乱に編み物をしている姉の姿とを今もありありと思い出す。姉は小柄で色白でいくぶん筋肉質だが、頰に生ぶ毛の残る少女らしい面差のひとであった。実際、彼女はじっとすべてに耐えている、けなげな印象を周囲に与えていた。精神科医は家族の中に一人でも安心して真実を告げうる人がいないかどうかを熱心に探るものだ。この人が着目されたのも自然だった。実際彼女は遅くまで弟に付き添っていて、かいがいしく、するべきことをきちんとしていた。この少女は健康だと私はみた。それで痛々しい状況と思いつつも、医者が「健康」とみた家族におおむねするように何かにつけて彼女に頼ったのだった。

弟は急速に回復し三カ月で退院し症状が次第に消えて行った。それと入れかわりに姉が私の外来にきた。はじめは不安神経症のようだったが、いくぶん神経症の域を越える時期があった。姉がよくなると弟にほぼ同じものが現れた。姉と同じ訴えで、同じように次第に高まり、次にしずまった。するとまた姉に現れるのだった。何回くり返されただろうか。私は途中でこれに気づいた。表に示すとまるで正弦曲線のようなグラフになった。まるで何ものかがきょうだいの間を往復しているようである。「二人とも治る日が来ない限りは治ったとは言えないな。一方が〝治って〟いる時は必ず一方が病気なんだから」「しかしこの状態を破るにはどんなことが起こらねばならないのだろうか？」と思った。無気味といってよい予感があった。まったく正体の分らない――。

それは姉の短大卒業期に来た。就職のための会社訪問の帰り道だったと思う。彼女は担架で私のいる病院に運び込まれた。緊張病性興奮が昏迷に移行し、やがて有熱性緊張病に移行した。これは四一度以上の超高熱を発して死亡率の高い、きわめて危険な状態であったが、とにかくきりぬけた。その一カ月は、私も病院に泊りこんだ。医者にもそうだったが、患者にはいっそう大きな闘いだったはずだ。あとでその間に彼女が身を置いていた悪夢的な夢幻劇を話してくれた。それは王子や王女、巨人や怪獣の現れる物語だった。きれぎれにしか話さなかったが、多分、生還した有熱性緊張病の人でその間の体験を述べた人はほとんどいないはずである。まぶたに至るまでまったく不動金しばりの状態にあった彼女の中で、このような物語が進行していたのはふしぎな感銘を与えた。他方、周囲で起こることを彼女はよく知っていた。意識の中断はなかったと思う。いや、何日か睡眠はなかった。彼女は睡眠とも覚醒ともちがう第三の状態にいたといおうか。それを超覚醒と呼ぶのも近似的な表現だと私は思う。

これは彼女にとって文字どおり生死を賭けた闘争であり、同時に従順でなければと少女が圧

## 表1　例1にみる症状

＊24頁下欄参照

| 家庭でのできごと | 弟 できごと | 弟 症状の程度＊ (5 4 3 2 1 0) | 弟 年齢 | 年 月 | 姉（2歳年長） 年齢 | 姉 症状の程度＊ (0 1 2 3 4 5) | 姉 できごと |
|---|---|---|---|---|---|---|---|
| | 11.3　国旗掲揚で父と衝突。7日後　心悸亢進、窒息感、休業。さらに5日後　幻聴、「父に遠隔操作される」etc. | | 14歳 | X年/11月 | 16歳 | | |
| | 12月中旬　幻聴、不眠、考想伝播、行為促迫。 | | 15 | X＋1/9 | 17 | | |
| | 不眠、イライラ。 | | 16 | X＋2/7 | 18 | | ←高3になって調子が出てきた。先生を囲んで遠足に行ったのは、たのしい思い出である。 |
| | 8月中旬　パトカーで入院。前日、父に坐禅をくませられる。催眠術を遠くの人にかけると称する。 | | | 8 | | | ←「弟の入院はショックだったが、かえって勉強がよくできた」 |
| | 反抗的、命令的。精神病院入院。 | | | X＋3/1 | | | 弟の入院中つとめて明るくと努力 ↓ それが ↓ 受験と重なり不合格相つぎ、ようやく女子短大に入る。 |
| 父退院に懐疑的→ | 1月　退院。 | | | | | | |
| | 時々心気的、しかし活発に運動（心悸亢進、“難聴”）。→ | | | 3 | | | |
| | 登校。↗ 動悸消失。→ | | | 4 | | | |
| | 文芸クラブ代表として演説。↗ 学級委員にえらばれた。 | | | 5 | | | |

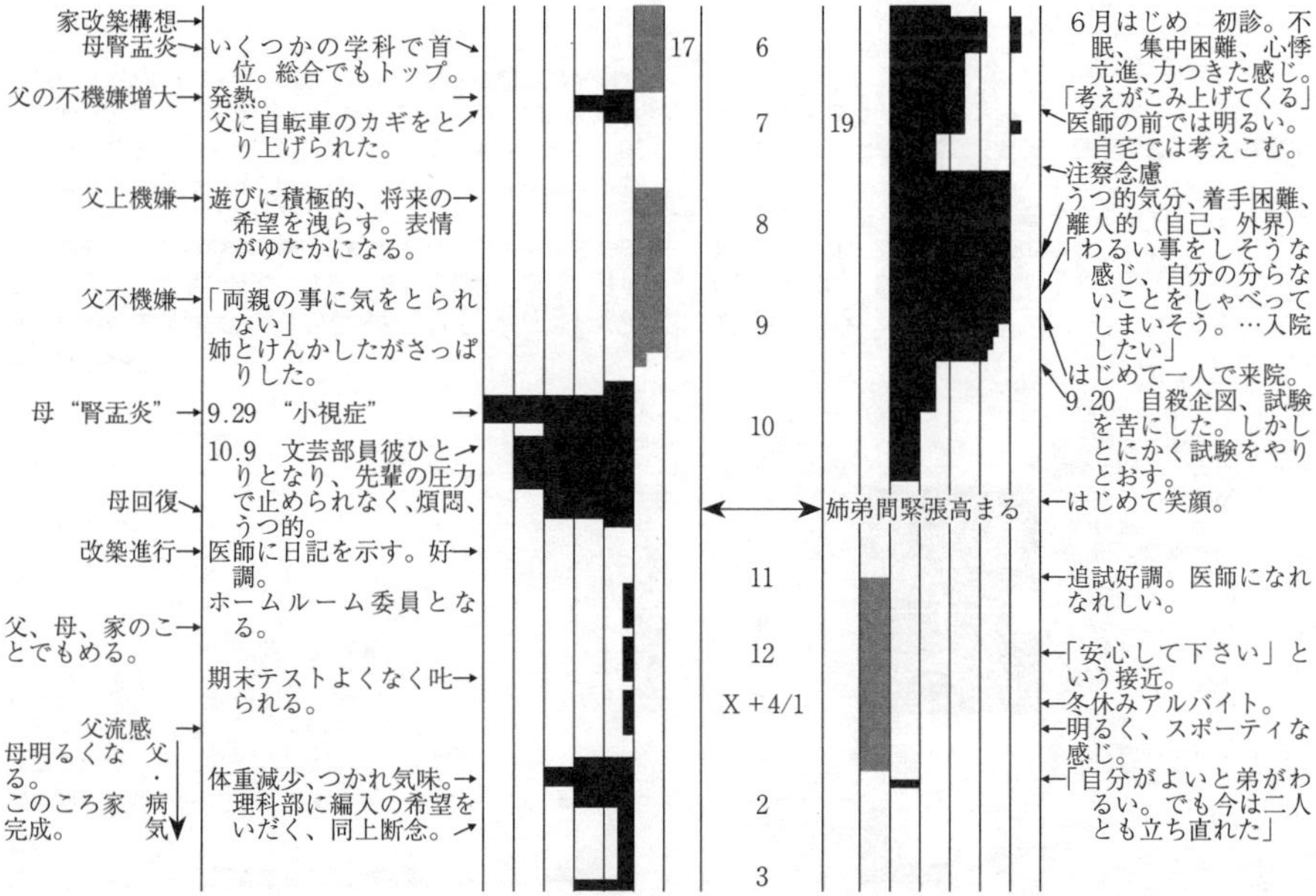
家改築構想
母腎盂炎
いくつかの学科で首位。総合でもトップ。
父の不機嫌増大
発熱。
父に自転車のカギをとり上げられた。
父上機嫌
遊びに積極的、将来の希望を洩らす。表情がゆたかになる。
父不機嫌
「両親の事に気をとられない」
姉とけんかしたがさっぱりした。
母“腎盂炎”
9.29　“小視症”
10.9　文芸部員彼ひとりとなり、先輩の圧力で止められなく、煩悶、うつ的。
母回復
改築進行
医師に日記を示す。好調。
ホームルーム委員となる。
父、母、家のことでもめる。
期末テストよくなく叱られる。
父流感
母明るくなる。
このころ家完成。
父・病気
体重減少、つかれ気味。
理科部に編入の希望をいだく、同上断念。
17
19
6
7
8
9
10
11
12
X＋4/1
2
3
姉弟間緊張高まる
6月はじめ　初診。不眠、集中困難、心悸亢進、力つきた感じ。
「考えがこみ上げてくる」
医師の前では明るい。自宅では考えこむ。
注察念慮
うつ的気分、着手困難、離人的（自己、外界）
「わるい事をしそうな感じ、自分の分らないことをしゃべってしまいそう。…入院したい」
はじめて一人で来院。
9.20　自殺企図、試験を苦にした。しかしとにかく試験をやりとおす。
はじめて笑顔。
追試好調。医師になれなれしい。
「安心して下さい」という接近。
冬休みアルバイト。
明るく、スポーティな感じ。
「自分がよいと弟がわるい。でも今は二人とも立ち直れた」

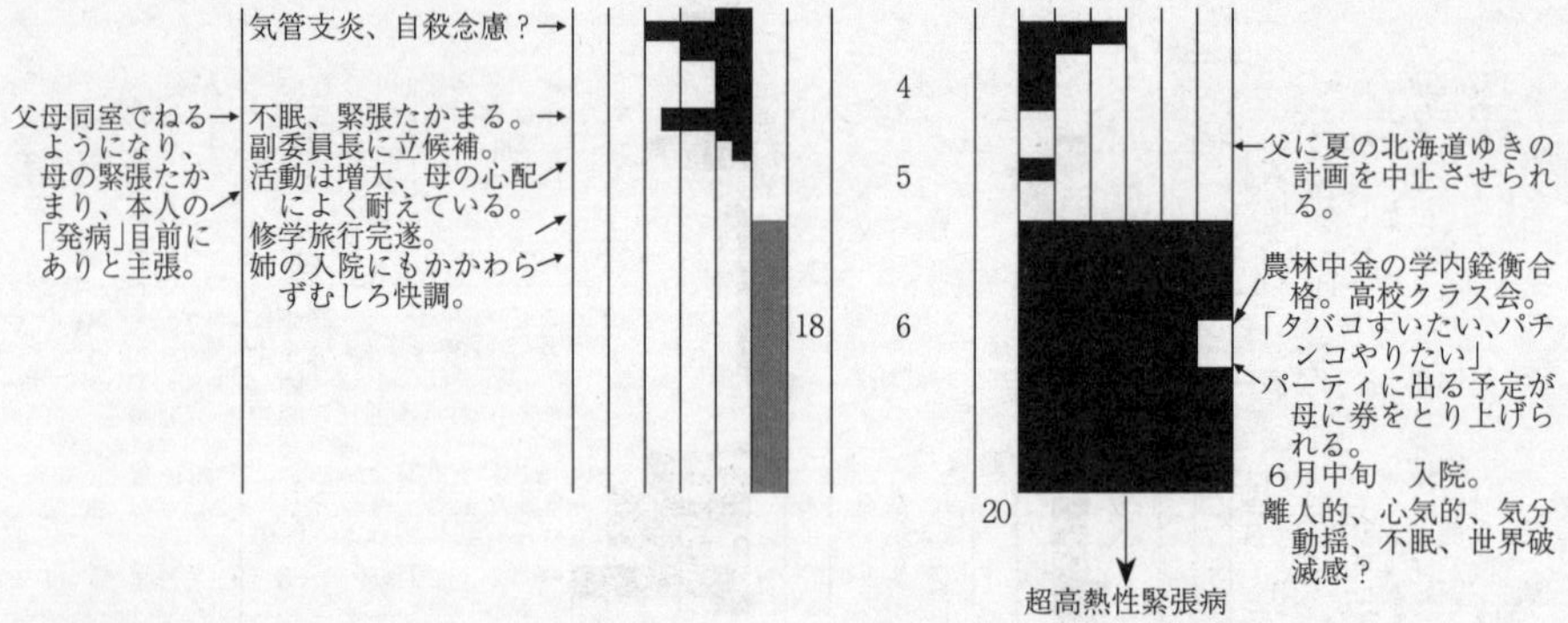


〈症状の程度〉

0：積極的生活——ことを追いかける（追いかけられるのでない）状態。将来へのみとおしを語る。自己、身体、周囲に対し unbefangen な態度でむしろ、それらに働きかけ、それらをかえようとする。

1：不調——調子が出ない。自己、身体、周囲が思うとおりにならず、焦慮に追いかけられる。かるい不眠。医師へのかるい不信（薬への疑いとしてあらわれるなど）。

2、3：緊張増大——心気症、不眠、能率減退、対人困難を主徴とする。
2は通学可能。医師には明るい
3は通学不能。医師に愁訴多し
として分けた。

4：奇異な訴え——精神病的と言ってよいような訴えのある状態。

5：困惑等——困惑、興奮、昏迷、疎通困難、支離滅裂が多少ともある。

え込んでいたものがいっせいに跳びだしてきた恐るべき祝祭でもあったと思う。何ごとかが起こって反復の輪を破るだろうという予感はあったものの、予想をはるかに越えた大事件となったが、これを境に弟は進学し姉は手に職をつける修業を始めた。そのころ、父君は外国の会社をやめ、日本の会社に再就職した。家はすこし前に和趣味に改築されていた。四年余の一家の非常事態はいちおう幕を閉じたのである。

この忘れられないケースにおいてもほんとうは何が起こっていたのか分らない。安永浩は本講座(講座　精神の科学)で精神医学における気象学モデルへの親近性を述べているが、まさに、嵐が発生しジグザグコースを辿って最後に大暴風となって消滅したとでも言おうか。私はむろん誰も病気でなかった頃の家族のことを知らないわけだが、このすさまじい過渡現象を介して、より余裕のある状態、より歩み寄った状態になったとは言えそうである。過渡現象はどこから発生したのか。実に多数の要因の重なりがあるであろうが(こういう事態の発生には複数の事件が近接して生起することが必要らしく、たとえ人目を惹く事件でも単一事件が〝原因〟なのは稀である)、子どもが青春期に達したことが以前の平衡状態を維持できなくしたのであろう。父とのささやかないさかいは弟のほうのした「最初の反抗」だったらしい。次のケースもその点は同じである。

このような同胞間における交代現象は、この例ほど劇的でなくとも、多くの臨床医が何例かはみずから経験しているところである。次に示すものは、しかし、交代現象というよりは継承現象とでもいうべきものである。

**例2**

ある八人きょうだい。両親は健在。第四子のみ男性。きょうだいは今までのところすべて思春期に入るころから不安定となり、一五歳から二〇歳までは非定型精神病あるいはそれに近い病像を示し、二〇歳前後から健康化して大学を卒業し、社会に出たり結婚したりする。ある時点において第四子は一室を借りて閉居、第五子が極期にあり、第六子が境界例的不安定性を示すと報告され、第七子の不登校がはじまっていた。この時すでに第一子は結婚、第二子は専門職に就いている。いつも一人は重症、二人は比較的軽症の病気になっているわけで、予後はよいにしても大変な〝通過儀礼〟である。

第一例において病いの一つの座を二人のきょうだいが交代で受け持っているとすれば、第二例においては一つの座が次々と一定の年齢に達したきょうだいによって占められるという見立てができる。このようなものが比較的単純なホメオスターシスなのである。たとえてみれば、一つの打ち抜き孔のような座があって、第一例では交代に、第二例では順々に一人の人間がそこに陥るが、そこから出られないわけではない、ということになる。

このような例として勉強会などで報告を聞くものの多くは、同胞《きょうだい》間のホメオスターシスであって、しかも日本で「非定型精神病（満田《みつだ》サイコーシス）」といわれる範囲のものである。非定型精神病は、意識障害を伴う急性精神病で回復しやすく再発しやすいものである。満田はこれを統合失調症といわれているものの中から家系研究によって抽出した。家族性が強いといわれているが、その家族性なるものの中へ一歩踏み入ると、今述べたような、比較的単純明瞭なホメオスターシス現象が散見される。おそらく観察と分析をいっそう進めれば、多くのものに、この種の現象がみられるであろう。これに対して統合失調症は、あとでふれるが、もう少し隠微で複雑なもののようだ。

ことわっておきたいが、相互作用は、むろん患者となる人相互の間にだけ起こっているのではない。この直接の相互作用が、それほど重要でないことさえありうる。外に現れて精神科医に認知される現象は、家族のきわめて錯綜した相互作用の雲の外へ突出してきたものであって、この相互作用の雲それ自体の中へ、われわれはほとんど足を踏み入れることができないというほうが当っている。

## 3　サブリミナル・コミュニケーション

一つの家族を精神科医が理解することは、ひょっとすると、文化人類学者が一つの文化を理解することに相当するほどの事柄なのであるまいか。

家庭訪問をして感じることの一つは、家族にはそれぞれ独特の雰囲気があることである。

そして、この雰囲気的なものの大部分は、意識にかすかに止まるか止まらないかの、無数の相互作用がとび交ってつくり出していることである。鏡の部屋に閉じこめられた光がとびかい、反射し合って全体として光の雲をつくるのと、それはどこか似ている。ダニエル・ラガーシュ Daniel Lagache が言ったという une réalité inter-humaine（人と人との間にある一種の事象性《レアリテ》）あるいは木村敏の「間《あいだ》」もこの認知に端を発しているのであるまいか。それは家族の成員個々に意識もされないし、自分が発しているという意識もなく、受け取っているという意識もない。それはただ、一種の漠然たる快不快、緊張あるいはくつろぎの多少として認知されるだけである。

それかあらぬか、家族内相互作用の研究は、最近、単一の相互作用の性質よりは、相互作用全体のかもし出すものに注目の焦点が移っているようである。

その一例として、high emotion-expressed family（high EE family）という概念がある。感情を口に出すことの多い家族の意味であって、こういう家族の中では統合失調症の再発率が高いとされている。

ある家庭訪問を思い出す。最初の外泊だったので、私はいっしょについて行った。扉を開けると家族の全員から矢つぎ早に質問が浴びせられた。「おや少し遅かったね」「病院の今日の食事はおいしかったかい」「病院で誰かにいじめられなかったかい」「今度はいつ病院にゆくの」。

どれ一つとして奇異なものはない。自然な問いであるだろう。しかし、扉を開けるや否や浴びせられることばのシャワーは強烈な印象と独特な効果を生む。患者の顔はみるみるこわばってゆく。待ちかねた家族の自然な表現でいちおうはある。活力のある人ならば「そんなことは後で、後で」と靴を脱ぐだろう。しかし、患者はもっと制縛された人なのだ。

意識のシキイよりも下の（サブリミナルな）相互作用は、当然のことながら、表現が非常にむずかしい。よく知られている二重拘束《ダブル・バインド》が単純なかわいらしいものに見えるほど隠微な相互作用がありうる。一つ一つは単純でも、同時に発せられる方向の組み合せによっては実に苛々させられる効果を生む。

単純で無邪気な例を挙げよう。

オスシが客に供される。客はハシを伸ばす。「あ、センセイ、こちらの卵巻きのほうがおいしいですよ」ハシをあわてて横に飛ばす。別の人が「いや、こっちのほうがおいしいよねえ、トリガイをめし上れ」。

とり立てて言うほどのことでないかも知れない。しかし、多くの人間は、目つぶしをくらったような困惑を覚えるはずだ。high EE の家族は、単純にコメントの多い家族だと思われる。いやコメントのシャワーと言おう。

「あ、どこへ行くの」「おそくならないようにするんだよ」「その服装ではみっともないよ」「しゃんと背をのばして歩くんだよ」「ひとに遊んでいると思われないようにね」「へんな友達を連れてくるんじゃないよ」。

どれ一つとして別に奇妙なことはない。しかし散歩に出かけようとして服を着かえはじめた患者にこれがいちどきに浴びせられると、患者の多くはみるみる顔を硬ばらせて「オレ、いいや、やめる」と言うだろう。それに対して、また「家で閉じこもっていることの害」「働かないでブラブラしていることが家族に与える恥」についてのお説教がはじまる。「あなたのためなんだよ」「私がどんな気持でいるか」。

むろん、「また始まった」と話半分に聞き流したり、何も答えずに外出してしまえば、それだけのことである。ここで、患者はそもそも家から「出立」をしそこねた人（笠原嘉）であり、「拒絶能力」に欠ける人（神田橋條治）だという見解が思い出される。家族はしばしば、この点を指摘されると「では一切放っておけばよいのですね」という答えを返してくる。ほかに可能性はないかのように。この「白か黒か」には参る。コメントも視線も、どうやら放射線と同じく、被曝量の安全な最大限度というものがあるようだ。患者はなるほど今は安全な限度のレベルが下っていて周囲をとまどわせるかも知れない。しかし、病気になる前にも、安全な最大限度以上に被曝していたらしい人が少なくなさそうだ。

サリヴァンは、強迫症の人たちが交わしている、目に留まらない力で人をふりまわす作戦 obscure power operations について、くり返し述べている。それは、ふつうのことばで言えば、こっそり仕組まれた意地悪であり、彼らは、別に自分でもたのしくないのにそれをしないではいられない。たのしくないのに、しないではいられないところがヒステリーとちがうとサリヴァンは言う。私の観察でも、この小意地悪を頻繁にくり返した結果が生死を賭けた闘争にまでゆきつくことがあった。サリヴァンは、闘争に勝ったほうは、後悔などしないで敵の死骸の上にのってときの声を挙げるという。私が、病棟に重症の強迫症者を二人入れるのには慎重でなければならないし、止むを得ない時もなるべく離して置くように、と口を酸っぱくして言うのは、まさにそういう場面に出くわしたからである。わずかでも強いほうが結局は治り、少しばかり弱かったほうが不幸な転帰をとるのだった。それに至るまで、相手のいやがっていることをお互いにやり合う陰惨な闘争がつづいた。強迫症者には、いやがることがいくつもあって意地悪に事欠かないのだが、この相互作用は周囲の者にはなかなか分らなかった。強迫症者というものは、一年入院していても、周囲の人が分っていない行動がいくつもある（安永浩のことば）。

この目にみえない小意地悪のやり合いは、俗にいう嫁姑の意地悪合戦がかわいらしく見えるほどのものである。もっとも嫁姑がともに強迫的な人であることがあって、人には分らぬすさまじい闘争になるが、それよりもなお配偶者間や親子間のほうが多いだろうと私は経験から申し上げる。

強迫症に限らず、一般に強い（〝成熟した〟）人格と弱い（〝未熟〟な）人格との遭遇は「富める者をますます富ませ貧しいものをますます貧しくさせ」る。この残酷な対人的相互作用の原則はサリヴァンの説くようにあらゆる場合に働いているとまでは私は思わないが、それにしても、核家族のような小人数の集団においては、緩衝物がいないだけでも、この原則の打撃力は強力となる恐れがある。とくに小家族の成人―幼小児の間で十分ありうることと私は思う。未熟な人格だけが有害とは限らないのだ。

## 4　トリックスターとしての治療者と患者

私は、家族ホメオスターシスが相互作用の密雲のようなものだと述べた。目に見える現象は、その平衡の危うさを示す「症状」ということになろうか。雲の中から突出してくる目立つ事態であるにすぎないとも言える。

家庭訪問は、私のみるところ、家庭についての突っ込んだ情報をとりにゆくばかりが能なのではない。少なくとも私にとっては、私が生ま身の体を家庭という場に横たえることによって、その家庭の平衡にわずかなりともヒビを入れ、少しでもかき乱すという意味合いがある。ヒビを入れよう、とか、かき乱そう、と言ったが、意図的に何かをするのでは決してない。ただ、自分が二、三時間なりともそこにとどまることによって、患者を排除して成り立っている平衡が、私ぬきの場合と少し変るのではないかという気持である。

むろん、それは必ずしも成功しない。しかし、必ずといってよい程、波紋は残る。そしてバランス・オブ・パワーが変る時には思わぬ変化を生むこともある。外力を吸収する力の弱い、余裕のない人間関係の場だからだろうか。家族の側では、ちん入者が一人、座敷にいることは大変な事態なのであろう。時には天窓をあけはなたれた気持がするのであろう。たしかに何かが微妙に変る。微妙な変化、しかし質の変化である。気象が変るといおうか。

そのためには、訪問者は耐えなければならない。ただ坐っているだけで、横なぐりの雨の雨粒のように身体に痛いものが当りつづけている感じがすることもある。グリセリンの溶液にひたっているような感じもする。いたたまれなくて、すぐさま帰るための口実をいっしょうけんめいさがしている自分に気づくこともある。おそらく、その時間を支えとおしてくれるものは、患者は二四時間、まさにこれに曝されているのであろう、それに比べれば、という思いである。

精神科医は患者に波長合わせ（tune-in）を行う。それは精神療法の中でも大きな部分である。音調、話のテンポ、声の高さ、覚醒レベル等々を患者に合わせて（患者のほうも合わせようと努力して）はじめて意味ある対話が可能である。時には、患者のとくに高い覚醒レベルにまで自分の覚醒レベルが引きあげられたために、後で不眠やその他の障害に悩むことが少なくとも私にはしばしばあった。さらに、家庭訪問の場合は、さまざまな波長が押しよせてくるために、たえず波長を変えねばならず、それも唐突に変えねばならなくなるために、文字通りフラフラになって玄関を出ることが少なくなかった。

思いがけない好ましい展開がみられ、肩の荷をおろしたような気持で立ち去ったこともないではないが、それは多くなかったし、それをはじめから期待するのは精神科医というものの力への過信であり、思い上がりであったろう。

とくに重苦しい家庭訪問は、さきに述べた、病いの交代や順送りのみられる場合ではなかった。非定型精神病よりもむしろ、統合失調症の場合であった。この場合は、病いが単純に人から人へと移動することは、あっても稀である。落ち込んだ孔——病いの座——が深く固定的なのであろうか。この場合に、この孔が無限の吸い込み孔となって、個人の〝生のエネルギー〟を吸いとっている、という事態が、臨床上存在することを、すでにジャネが指摘している。ジャネはエネルギーを吸いとる側の人を〝ヒル〟と名付けて、隔離その他の手段が必要だと言っている。吸血者だというのである。ジャネの公刊されていない研究の中に、家族の力動の分析に適用できそうなことが少なくないのは、アンリ・エランベルジェの紹介によって推察できることである。

かならずしも人に限らない。一見些細な事情で、無際限に個人あるいは家族の勢力と時間を吸いとる事柄があって、それが家族の病理のカギとなっている場合がある。むろん、自分の世話ができないのに独裁的な老人が一人いる、と言うような場合はわかりやすい例だが、父親が職場で、ごく些細な企画を命ぜられて、たしかにだれにもそれは些細と見えるのだが、実行者だけにしか分らないけれども、それが吸い込み孔のようになっていてあらゆる努力を空無に帰している場合も存外ある例だ。これが、父親のうつ状態その他性格に応じての病的状態を発現させている場合もあるにはあるが、父親自身は健康で、家族が失調を起こしている場合もある。私の経験では、その種の吸い込み孔を発見するには夏草をかき分けるような作業がしばしば必要である。本人がとるに足りないことであると思って、最後まで話さずにいたことが吸い込み孔になっていたことも多い。

家族的に発生する率は統合失調症が非定型精神病よりも低いことが知られている。このことから、家族が無意識に共謀して一人を患者に仕立て上げて家族のホメオスターシスを救うというレインらの考えが出てきた。「無意識の共謀」ということばは反論しがたいことばであり、しばしば偏見をも生み出すことばでさえある。ことはそれほど単純でないし、何よりも家族が深く事態に巻き込まれ、事態の一部と化している。

それにもかかわらず、四半世紀に近い日本大学家族研究グループの努力は、関与しながらの観察と条件がよく統制《コントロール》された心理テストの案出とによって、いくつかの驚くべき結論に達している。このグループの成果は世界でも三指に入ると私は思う。

日大学派の研究では、グループ療法を行った前と後に簡単なテストを行って集団討論の前後の精神健康度の変化をみている。

テストは乱数発生テストといい、できるだけデタラメに一から一〇までの数を唱えて下さい、と告げ、百回まで唱えさせて、そのデタラメ性をコンピューターで段階づける。これは（私のコメントが原論文に引用されているが）私からみれば心理的余裕の一種の尺度とみられるものである。実際、探険隊で試したところ、内紛や事故の発生など深刻な危機の際には大の山男が全く乱数を発生できなくて、一二三四五六七八九十、とくり返していたそうである（したがって、これは病気の時だけに有用なのではなく、かなり普遍的に人間の「余裕」のめやすとなりうる）。

さて、乱数発生テストの結果は、積極的参加者（発言をよくする者）は自己の主張が容れられた時は得点が向上し、容れられなかった時は悪くなる。これは当り前のようであるが、消極的参加者は必ず得点が良くなる。聞き役にまわる方が精神健康に良いのである。逆に必ず悪くなるのは調停者である。相容れない意見のまとめ役は必ず精神健康を悪くする。その成否にかかわらずである。医師がグループに調停者として加わっているが、患者の誰かが調停役を引きうけると、とたんにほっと力が抜ける、と研究者本人から伺った。それくらい、調停は精神健康にわるいことのようである。

この結果から思い当るのは、患者になる人は幼い時から一家の調停者であったかも知れないという可能性である。実際、ある患者は「私はバケツをつかんでしまった」と語った。お分りであろうか。小学生の時、教室の床が汚されているが、誰が掃除するのか。皆がお互いに顔を見合わせる。この時、ついバケツに手が伸びた者が掃除役に決まる。集団の緊張は急に下り、余裕が出てくる。一寸手伝おうか、などと申し出るのもいる。まるで、バケツをつかんだ者には当然の義務であるものが、こちらでは恩恵的な手だすけであるかのように。

そのように、しばしば患者とは、家族をまとめる役を幼い時から引き受け、しかもそれを認知されたり評価されたりしなかった人である。家族をよく眺めると意外な人が調停役、まとめ役、カスガイになっている。幼児であったり、浪人であったり、ぶらぶらしている人であったり、喘息の人であったりする。精神科の患者になっても、その役をつづけている人も少なくない。もっとも精神科の患者になってはじめて、まとめ役から解放されて自由を味わう人もある。調停者は自己主張をつねに後まわしにする。統合失調症の患者の幼い時の特徴は「いい子」「手のかからぬ子」そして「エピソードをまわりが思い出せぬ子」である。

調停者はなかなか交代しない。「バケツをつかんだ子」は〝有徴者〟となるのである。交代している家族はたぶん精神科医の前に現れないので、われわれは認識しないのであろう。

よくいわれるのは、一人が患者になっていることによって他の家族成員が病気にならずに済んでいるという印象の強い場合である。たとえば、

**例3**

三人きょうだい。一人の兄は家を出ている。二人姉妹のうち、姉は早く発病し入退院をくり返しながら今日に至っている。妹は美貌の人であったが結婚を断念して献身的に看護している。しかし、妹のほうが病気の姉よりもさらに精神健康の気づかわしい人であることが次第に分ってきた。

このようにみとり役にまわることは、精神健康の失調の表面化――「発病」――を抑える力があるらしい。このタイプの組み合わせは、日常の臨床で実に多い。時には、相手が治ったら本人の精神健康が保てるだろうかと気づかわしくなることさえある。例1も一見そう思われそうである（実際はそうでないと思うが）。

以上から、どうやら患者が患者として固定している場合も、家族的ホメオスターシスの一例であるらしいことが示唆される。そして、新しい混乱を持ちこむことによって、この行き詰りを打開する、かきまわし役「トリックスター」を治療者が演じる破目になることも、ある程度理解されると思う。母親が一週間に一日外出して治療者のところを訪れるだけでも家族の平衡に変化がもたらされる。これが「家族治療」の唯一の有効部分だということも実に多い。

## 5 家族というシステムの孤立化

家族は、「父」「母」「息子」「娘」など、神話的な元型といってよいものによって構成された堂々としたシステムである。そうではあるが、決して自己完結的な系ではない。しばしば家族研究において家族を閉鎖系として扱うのは、それではなぜであろうか。分析がやさしくなるということはあるだろうが、それだけウソくさくもなる。

今日、核家族化ということが言われているけれども、大家族同居の禁はすでに秀吉が発していて、江戸時代すでに同居している家族の人数はきわめて少ない。中国ですら「四世同堂」(曾祖父から四代同居すること)は有産階級の象徴であり、憧れの的ではあっても、ごく一部にしか実現していなかった。戦後問題となるのはむしろオジオバとオイメイ間あるいはイトコ同士の交際と相互扶助の激少であって、これが一般に大家族の崩壊と受け取られているのである。人口の流動化と、また、とくに産児数の減少と関連した現象である（もしひとり子が三代つづけば、伯叔父母、従兄姉弟妹は存在しなくなる）。

伯叔父母が提供していたものは「父」「母」の元型の否定面を和らげる力である。また一個人が「元型的」なものを荷《に》なうという重すぎる荷を救う。イトコとの交際は視野の拡大を与える。中国人が大家族の成員を私に紹介する時、私のオイです、イトコです、というが、つながりを聞くと日本流に言えば他人にひとしい遠縁である。オイやメイやイトコは、家系図的にでなく、一種の同心円的なひろがりとして考えられているように思われる。ある友人の談話によると、オジオバによる訓戒は実に抗し難いものだそうで、父母などによるものに比べるとものの数ではないという。これはたずねてみて思い当る人が多かった。マレーシアでは母方の伯叔父が精神的養育の責任を持つ（中根千枝）というのも、いかにもと思われる。

進んでか、しらずしらずの間にか、病人の家族が孤立するのは、第一にきょうだい、おじおば、いとこからの孤立である。この結果家族は孤立するだけでなく単色化する。価値観が単色化し、問題への解決法が単色化する。そのため、その家族の解決法では解きえないような問題に対しても、その無効な解決法による努力の反復が起こる。そうせざるを得ない。病者もその家族も、しばしば、われわれの前に来るよりも先に、そのような努力につかれ果てた人である。何事も精神力で、ジョギングで、家庭医学全書で、信仰で、時には責任を他の何か誰かに着せることによって、など、孤立した一家族の持つ解決法の数は意外に限られたものであるが、これに固執せざるを得ない。孤立した家族がどうしても「歪んでくる」のはこのためである。

核家族が「話し合い」で問題を解決するのはなかなかむつかしい。たいていのことを「話し合い以前」において解決（解消）させるのが日本の家族の大仕事である。日本以外ではほんとうに「話し合い」で成功しているのだろうか。

少数の人間の比較的孤立した系において、「父」「母」などの元型的なものを現実の男女が各々一人で演じなければならないとすれば、本人にも荷が勝ちすぎ、周囲には息づまるような状況であるにちがいないが、それが現代の家族の様相なのである。私どもがしばしば患者の「社会復帰」にあたって、とくに母方のおじおばの出馬を願うのもこのためであり、自分の子育てを終えたおじおばなら意外に快く有効な働きをしてくれるものである。

## 6　ハプニングの意義

孤立した家族は、また、「ハプニング」が乏しいと言うことができる。

われわれの上には日々、宇宙線のように偶発事が降り注いでいる。それはわれわれの哀歓のみなもとの大きな部分を占めている。偶発事の活用によって、家族は豊かになり、変貌する。そもそも家庭の話題は偶発性によってはずむのではないか。そして家族が永遠に不変のものでなく、新しい人を、新しい事態を迎え入れ、古い人を見送り、古い事態を捨て去るからには、その契機としても、いっそうこのことがなくてはならない。

私はかつて統合失調症経過後の人生の軌跡《コース》を辿ってみたことがあった。すると約一〇年くらいまでは精神医学の教えるところからそうへだたっていなかったが、それを過ぎると、全く事情は変って、よき友人にめぐり合うとか、よき配偶者を得るとか、母親が亡くなるとか、良し悪しはともかく、偶然としか言いようのないものをどうつかまえ生かすかによって人生の軌跡が決まるといってもよいくらいであった。かつての精神病院がとくにハプニングが乏しい場であることは従来あまり指摘されていなかったが、その精神的な「貧しさ」の大きな要因であると思われる。

ハプニングは、むろん、ありとあらゆる種類のものがありとあらゆる働き方をするのだが、その一部のものは、トリックスターの働きをして、家族の、患者を犠牲にして成り立っているホメオスターシスを破り、家族全体を新しい平衡への旅に出させる力があると私は思う。

## 7 表象と試行

結局、臨床経験から得られる家族の表象は、ふつうに用いられる家系樹、すなわち変形ツリー型の与えるものから、はるかに懸け離れているということができる。多くの病院のカルテにおける家系図がツリー型なのにもかかわらず――。しかし、ツリー型から一歩はなれると、われわれの分析能力は陸へ上がったカッパのようになる。

この点が、われわれの家族表象がきわめて皮相的なものを出ない理由であると私は思う。なるほど、格子型の相互作用というものはきわめて解析しにくいかも知れない。しかし、こと家族に関してはツリー型の表象を以て言いうることは限られているのである。しかも家族の表象として思い浮んでくるものは格子型ですらない。いや格子型ではあるが、力がたえずその上を移動して平衡をたえず取り戻し直しているような表象である。それは「おみこし」に近いかも知れない。一人が力をぬけば、その分の力はおのずと他のかつぎ手に配分される。それも公平にではない。平衡がくずれないように、という観点から再配分されるのである。結果としてある人の肩に力が集中することもある。ある人が立ち去ることで、かえって平衡が回復することもある。このような「おみこしモデル」は家族だけに限らず、一般に、自然発生的な集団は、このような形で平衡を保っている。人工的集団との違いである。私はよく思考実験で「このメンバーを除いたらホメオスターシスはどう変るか」と考えてみる。この思考実験はしばしば家族を考える上で有益である。

ところで、家族的ホメオスターシスで尽くせられないものはないだろうか。家族にはサンクチュアリー（聖域）とでもいうべき、他人の参入をゆるさない部分があるようだ。

「あらゆる家の戸棚には骸骨が一つかくれている」というイギリスのことわざはこの辺の機微を指しているのかも知れない。時にそのような、家族の相互作用によらない、というか、それに先んずる祖先よりの伝統的拘束がみられる。

たとえば、こういう例がある。望まれて結婚した女性である。現代的な美貌の人であった。ところが初めての里帰りをした時、門の前へ来ると「何かの力」によって吸い込まれた。この吸い込む風のようなものと彼女が実感したものによって、屋敷の中へ入ると一歩も外へ出られなくなって、やがて自室に閉じこもるようになった。結局、おおぜいの人の努力によって彼女は無事夫のところへ帰れたのだが、別に、そのまま離婚してついには屋敷を一人守って生涯を終った女性もある。いずれも数百年も経た旧家であり、数百年を経た古い屋敷に住まってきた人たちである。このような面は今後は少なくなるであろうし、歴史の浅いアメリカではそもそも問題にならないかも知れないが、わが国ではなお「古い屋敷に住まう旧家」の持つ奇妙な吸引力はしばしば臨床的に問題となる。

ここからかえりみれば、家族における雰囲気的なものの持つ、時には何世代にもわたって同一性を維持される、強力な力に思い至るであろう。病んでいるのは、この「間《あいだ》」すなわちトポス的なものであるとして、家族研究を新しい光のもとに見直すことは魅力的な仕事である。しかし、なお、私は、それについては、ごくあいまいな表象しか持っていない。サリヴァンも、物理学の意味における場的な考え方を対人関係に導入しようとしたが、そこで留まったし、今日もここから先は臨床家の暗い直観にゆだねられているのが現状であろう。今はただ、無数のサブリミナルな相互作用の交錯する雲か霧のごときもので、その中から時として突出してくる特異的な現象から、内部に働いているホメオスターシス維持のための闘争を予想するより他はないと思う。その一つのモデルとして、私のおずおずと提出するのが「おみこしモデル」である。これも、力の移動についてのモデルにすぎない。

家族は国家よりも、都市よりも古い。家族と等価値の濃密な相互作用を人間はまだ〝人工的〟につくり出していない。そのような家族を相手にしないわけにはゆかない精神科医は、自分も、全体的布置（コンステレーション）の一部として、状況の中に身を置き、それによって起こる変化と、場に入ってくるハプニングを目ざとくとらえて、それを活かそうとする者である。以上が、家族の中における精神科医の表象だと私は思う。

（『岩波講座　精神の科学7』岩波書店　一九八三年）

## 付記

私は時に退院間近の患者に一家と旅行してもらう。家族旅行は家庭の統合度を見、患者の家族への統合可能性を測る良いテスト状況である。途中で一人帰ってしまった父親も、帰宅した途端に自動車を叩きこわした父親もいた。しかし、旅行の話を各人から聞き出すことがもっと重要であって、家族統合をいわば立体視する、実践的にかなり信頼性のあるテストである。自分の城の中にある家族の「まとまり」の性質と力を調べることは至難だからである。安全性については、一般には家族旅行は家族を近づける。これが成員の互いを遠ざけるようなら、それはそれで何かの工作が必要だという情報が得られる。

**参考文献**

(1) 加藤正明・藤縄昭・小此木啓吾編『講座　家族精神医学』全四巻、弘文堂、一九八二年。
(2) 井村恒郎・川久保芳彦「分裂病家族の研究」、『分裂病の精神病理1』、東京大学出版会、一九七二年、一二三―一三八頁。
(3) 井村恒郎・木戸幸聖・臼井宏「分裂病者の言語とコミュニケーション」『分裂病の精神病理2』、東京大学出版会、一九七四年、九九―一二八頁。
(4) 川久保芳彦「分裂病患者とその同胞について」『分裂病の精神病理3』、東京大学出版会、一九七四年、二〇九―二三一頁。
(5) 川久保芳彦「家族研究を通してみた分裂病について」『分裂病の精神病理6』、東京大学出版会、一九七七年、一二七―一五五頁。
(6) 渡辺登・川久保芳彦「乱数生成法を通してみた慢性分裂病者の集団における対人関係について」、『分裂病の精神病理9』、東京大学出版会、一九八〇年、二三一―二五二頁。
(7) 西園昌久編『精神科ＭＯＯＫ2　家族精神医学』金原出版、一九八二年。
(8) 藤縄昭『臨床精神病理研究』弘文堂、一九八二年。

（9）中井久夫『精神科治療の覚書』日本評論社、一九八二年。
（10）Harry Stack Sullivan, The Meaning of Anxiety in Psychiatry and in Life, *Psychiatry* (1948) vol. 11, 1-13. The Fusion of Psychiatry and Social Science, Norton, 1964に収録。

**文庫版への付記**――肚をくくった妹が生涯を賭けて介護に当った例がある。有能なＯＬであるこの妹さんは一家のまとまりをいつも考えていた。しかし、日本の家族解体はその後も進んでいる。ふっと消える老人が現われた。「楢山節考」である。最近、遺骸を白骨になるまで保存し、年金をもらいつづける例は各地でみつかっている。それは、①高齢社会に餓死者がすでに現われていたということであり、②単年度で使い切るようにしていたためもあって、年金が世代を遡るほど相対的に高額だったらしいことである。今後の年金はさらに痩せ細るのではないか。

# 家族の臨床

## 1

ただいまご紹介にあずかりました中井でございます。神戸大学で精神科医をやっております。児童相談所の方々とは、いわば連携関係にあるわけで、「隣は何をする人ぞ」という気持で聞いていただければと思います。

今日のテーマは「家族の臨床」となっておりますが、「臨床のなかの家族」というような含みで聞いて下さればいいと思います。私ども精神科医が臨床をやっている時に、今日は家族を治療するのだ、今日は個人を治療するのだ、と頭のなかでそうはっきりとわけているわけではない。まあ出たとこ勝負という感じがしないわけでもありません。というのも、家族がドヤドヤと診察室に入って来られたら、今日は個人にしようと思っていたとしても、相手の血相しだいでは家族を相手にしなくてはならないことになる。逆に家族の方に電話して、おいで下さるようにお願いしても、なかなかおいでにならないこともある。

むしろおいでになること自体が、家族の一つの徴候というように考えてもいいくらいなんですね。（緊急性とにらみあわせてのことですが）家族の足が私どものところに向くというのも一つの「潮どき」で、何かを意味している、そういうふうに私は考える。無論、家族だけじゃなくて、患者さんがおいでになるということも、また一つの潮どき、時が熟していると考えられるわけで、いろんな事柄のベクトル的方向性が揃わないと患者自身も来ないですね。

## 2

たとえば、このあいだこられた患者さんは、聞いてみたら六年間ものあいだ、操られているという症状を持ち、操られながら生きてらっしゃった。どうして六年目に私のところへ来られたかというと、二週間前、たまたま「医者に行ってやろう」という気が起こったというんですね。近くのお医者さんに行ったら、「すぐ治療しないといけない」といわれて軽いお薬をもらった。実はこの患者さんは、ご主人とうまくいかないから、しばらく九州の実家に帰っておられたんですが、そうこうするうちに憎んでいたご主人に会いたくなっちゃって婚家に戻ってこられた。戻られたところが私のところに近いというわけで来院されたんですね。診察してみると長年の操られ妄想が、ほとんど消えている。私のところへ来られたということ自体、来られるゆとりがこの方にできたという感じなんですね。こういう人は存外いらっしゃるんです。われわれはどうかすると、さあ大変だと押っ取り刀で即入院だといいがちですが、そうすることは、必ずしも実らないんですね。六年間操られ妄想を持っておられたこの人と会って、よくよく聴いてみると、ご主人が非常にお酒を飲み出した時期と、この方の発病とは、どっちが先でどっちが後なのかよくわからないけど、なにかその頃に、この夫婦に強力なストレスが加わったのだと考えられる。ただそれは今ではもう考古学の部類に属する事柄ですので、よくわからない。調べようとすればいろんな人々にあたっていく必要があるでしょう。

こういうことは、あせってもダメですね。考古学というのは慎重にヘラかなにかを使って丹念に掘っていきますね。何年かたってようやく遺跡の全貌が浮びあがってくる。ああいう気持でやって、はじめてわかってくるんでしょうね。さてご主人のお酒ですが、この六年間の間に奥さんの症状が非常に悪くなって、自分で自分が信じられなくなり、能動感さえなくされた時期があるのですが、その時に、「これではいかん」ということで、お酒をおやめになった。これは奥さんの病気のもたらした一得といいますか、ニコッとされてましたね。私も「あなたの病気も悪いことばかりじゃなかったね」といったんですが、それまでやさしかった人が酒の夫人は夫を愛《いと》おしむ気持が底にあったのですね。それまでやさしかった人が酒で変貌しで変貌したとき、昔なら悪魔とか狐とかいうところを、何かの操る組織のせいにされた。こういう「妄想」には、人間の愛おしさみたいなものを感じてしまいますね。ここでちょっとつけ加えておきますが、症状に対する耐性には、個人差が非常に大きいことは知っておく必要があるでしょう。

私がよく研修医にいっていることの一つに、患者さんの趣味を聴いておくことというのがあります。で、この方の趣味なんですが、「アートフラワーです」とおっしゃった。「去年イタリアに旅行したとき、お世話になった方に、この前も私の作品をお送りしたんです」とサラリといわれる。ということは、症状を持ってイタリアを旅行されていたことになりますが、こういう意外なことって実際にあるのです。健康な一面のあることを教えられたわけです。この人の場合、もし入院させていたらどうなっているでしょう。考えさせられます。

### 3

これも私が申していることの一つに「患者の主訴は大事である。だが、主訴はすべてではない」というのがあります。主訴はちょうど新聞でいえば「見出し」ですね。主訴は(患者のでも家族のでもいいですが)どこか建前みたいなところがある。ちょうど見出しのない新聞を想像していただくといいんですが、ある新聞のすべての見出しを消して、全部平《ひら》の文章にしてしまうと、これはもう読むに耐えないわけです。主訴のないカルテは、見出しのない新聞みたいで読みづらいものです。ですが、見出しだけの新聞というのも困りますね。忙しいドクターのカルテには見出しだけというのがありますね。特に紹介状で、新聞の見出しに当たることだけが書いてあるのがありますし、ひどいのになると新聞の題字しか書いてないようなのもありますね（笑）。せめて薬理学的履歴を書いてほしいのです。それから紹介の時には、患者に紹介先の医者についての先入観を与えないこと。自分は信頼できると思っているが……ぐらいですね。でも合い性もあるからね。

## 4

さて面接ですが、まず主訴を聴く。そして見出しは見出しとして尊重する。そして、一回の面接は三〇分でだいたいメドがつくということですね。一つの目安ですが、三〇分ぐらいでだいたいの話が聴けます。それ以上は、繰り返しが多くなる。もし三〇分の間に話が出尽くさないとすれば、それは面接室の構造、つまり場の構造が悪いか、話題のとり方に問題があるのか、それとも相手の障害が非常に重大であるか、どれかでしょう。もしそうでないとしても三〇分間で出尽くさないものなら、次の面接にまわしてもいいでしょう。一回の面接ですべてを聴き尽くさなくともいいと考えてよい。「では今日はこれぐらいにしましょう」といって相手が立ち去りかけて、あるいは部屋を出て五分ぐらいしてから「先生ちょっと！」といって話されることがありますが、その中には非常に重要な事柄が含まれていることが多い。これは私が土居健郎先生のセミナーに出ていた頃、先生がよくおっしゃっていたのを今でも耳に留めています。つまり言おうか言うまいかと面接の間迷っていて、とうとう言わずじまいになったが、しかし「これは、やっぱり告げておかないと誤解されるだろう」と思って戻ってくることがあるからです。ですから私は戻ってこられた時には、なるべく「君の番はもう終ったから」といって追い返さないことにしています。先程の新聞記事のたとえで申しますと、新聞記者が本音を記事の最後の二、三行にチョコチョコと書くことがありますね。本当にいいたいことは編集長とか新聞社の意向で、あんまり大きく書けないからでしょうか。それに似ているでしょう。

## 5

カルテ（一般に記録用紙）には、いろいろな項目がありますが、慣れないうちは項目の順に従って、患者さんから話を聴いてもいいでしょう。しかし、ある程度、項目が頭に入ったあとは、ちょうど油絵のカンバスを塗りつぶしていくような感じで話の流れに従って聴きながら、あっちを埋めたり、こっちを埋めたりして、最後に項目がだいたい埋まっているというようにするのがよいでしょう。あまり患者にあわせすぎるのも大変ですが、だからといって患者をカルテに合わせようとするとしょっちゅう話の腰を折ってしまいます。

次に、これは皆さんと直接関係ないことでしょうが、医者は初診の際に身体の診察を忘れてはならない。私どもは薬を処方するわけですから、これはもう当然の注意義務なんですね。また精神科医は患者の話を聴いて薬をどうするか、治療方針をどうするかを決めていくのですから、相手から時に魔法使いのようにみられても仕方がないところもあるんです。しかし医者なら医者としての役割（この頃の言葉でいえばアイデンティティですか）を相手にきちんと認識してもらうことが必要なんですね。私どもは身体治療と心理治療の二つの方向性を持っていまして（少しずるいのかもしれませんが）心の領域に深入りすると紛糾しそうな時に、ちょっと方向を変えて患者さんの身体に問いかけるようなことをします。そんな場合に聴診器が役に立つんです。聴診器をあてておりますと、興奮の激しい患者さんでも一時鎮まって話をしてくれることがあります。「聴診器は非常に良い鎮静剤であるから有効に使いなさい」と申しております。「精神科に入っても聴診器を忘れるな」と。

## 6

親友の内科医と対診したことがあります。患者は心筋梗塞直後で、そこに精神科医を呼んでくるというのが、この内科医の良いところなんですね。さてこの内科医が心電図をみながら聴診したのは、ごく短い時間でしたね。そのあと家族を呼んで一時間以上かけて患者の毎日の生活ぶりを聴いていました。煙草を一日何本吸うか、寝煙草は吸うか、ジョギングをしていたというがジョギングの前にかならず煙草を吸っていたか、ジョギングはどんな坂道か、どんなペースでやるか、体調にあわせてやっていたか、それとも毎日ジョギングしないと気のすまない方か、など……。そういう問診をする彼をみて、これは精神科医も見習わないといけないな、と非常に感心しましたね。少なくとも人生後半の病気は(糖尿病のような遺伝負因のあるものでも) その人の生活習慣の集大成です、と彼は言いましてね。心筋梗塞の予後を決めるものは心理的要因の影響が大きいので、彼はこの心筋梗塞患者が治っていく過程を、あるいは最終的にどうなるかという予後を、患者の生活習慣の改善能力に翻訳して考えようとしたんですね。内科医がここまで到達しているのに精神科医は観念論に傾きすぎてはいないか、反省してみる必要があると私は思いました。私はこの体験を踏まえて、「確かに精神疾患は生活習慣の集大成ではない。しかしより大きな問題、つまり生き方全体のそれまでの集大成は(病気を決定しないとしても) 病気の予後を決める、それも相当大幅に決めるんじゃないか」と考えました。個々の患者さんについて考える際にわれわれとしては、いかんともしがたい部分は確かにある。だからこそ、われわれとしては「動かせる部分」「やさしい部分」からやっていくことが大事なんです。それがわれわれの仕事なんですね。

今までお話してきたことは、あまり、家族と関係がないんではないかと思われる方もあるかもしれませんが、家族といっても土台はやはり個人なので、少しずつ関係している、とまあそう思って聞いて下さい。

# 7

次に「紹介状」について考えてみましょう。林宗義先生（台湾出身の精神科医で若い頃日本で学ばれ、カナダで精神保健システムに大きな影響力を及ぼされていた）の本音を伺うと、日本で一番遅れているのは、レファレンス・システム（相互照会システム）ではないかといわれるんですね。そういわれてみると確かに大学病院でも膨大なカルテが死蔵されている。患者さんが別の病院に移るとそこでまた一から始めている。カルテというのは患者さんが診療費を払って、医者と患者が共同で作製したものですが、それが生かされていない。ではカナダではどうかといいますと、カルテをコピーして送るだけだとのことなんです。その際、患者に「情報を転送していいね」と承認を得るのは当然なことで、カルテにサインしてもらうのだそうです。日本では、たとえカルテのコピーが送られてきたとしても、医者の字には「破壊された字」が多いんですね。長年やっている医者のものほど読みにくい（笑）。最近の若い人の字は破壊されていないけど、どうも当て字が多い。ともかく日本のカルテというのは転送に耐えないですね。米国やカナダの場合、秘書がタイプに打ってくれますから事情はだいぶ違うんでしょう。日本でもワープロの登場は医学情報の伝送上、大きな革命になるかもしれない。コンピューター関係の仕事をしている人に聞くと、これからは医者がどの程度コンピューターを怖がらないかにかかってくるだろうといってましたけど、医者は、コンピューターこわい派と好き派に画然と分れるようですね。

## 8

それはともかく、私が紹介状を書く時は、診断についてはあまり確定的な事は書かない。「私どもはこう診断して診療してきました」といった程度ですかね。これは相手の自主性を認めること、「新しい目でみて下さい」という含みですね。これが第一。二番目は少なくとも今使っている薬（処方）や過去に使った薬についての情報を含まない紹介状は不完全だということ。家族についてのインフォメーションは書きすぎの弊害があるからほどほどにしておく。「詳しい情報が必要な場合は折り返し照会下さい」と申し添えておく。

以上のようなことをはっきりさせた上で、家族の方にも「診療の目的の範囲でこういう内容を書きますがよろしいか」といって承認を求めます。紹介は、じょうずにやらないとトラブルが起きやすい。これはリレー競技にたとえれば、バトンを渡す時に一番タマを落しやすいという平凡なことと同じなんでしょうね。これをわれわれは忘れてはいけない。

## 9

さて家族について、特に患者を抱えた家族について考えてみましょう。みなさんも家族の一人が病気になられて、入院されたご経験がおありでしょう。病人の家族という役割は、なかなか大変な役割ですね。

病人には病人としてのアイデンティティ（自己規定）がある。社会学者のタルコット・パーソンズは病人の二つの「権利と義務」ということを言ってます。休養と治療を受ける権利、それと治療に協力する義務と治ろうという意向をもつ義務ですね。精神科の場合、患者さんに治ろうとする意向を持てるように援助する義務というのが医者の側に生じるし、治る方向に行くとはどういうことか、を示す義務もあるでしょう（それは精神科だけに限らないが、とくに精神科では、ですね）。

患者の権利、たとえば休養する権利といってもどうすることが休養することなのか。治ろうとする義務といっても、それは毎朝ジョギングすると解されていることもあるわけだから、ひとりよがりとか思いこみなどと区別して、どのようにすることが本当の意味で「治ろうとする義務」を実現してゆくことになるのかを具体的に考えること、これらもわれわれの義務になってくるんです。

ここでちょっと補足しておきますが、患者さんを病人として扱う時に留意すべきことの一つに、彼らに病人としてのパーマネント・アイデンティティ（永久アイデンティティ）を持たせない配慮がありますね。トランジエント・アイデンティティ（一時的な自己規定）でとどまってもらう。そうしないで「本職患者」を作ってしまうと、（そういう患者が時々います）病気は治っても「患者」からは抜けだせない。この本職には何の報酬もありませんので気の毒ですし、医者も家族も皆困ります。本職患者を作らないということは精神科医の仕事である、いや医者すべてに共通した仕事であろうと思います。

今までお話してきたように病人の権利は、とにかくはっきりしているが、それに比べて皆さんが患者の家族になられたら、とたんに自分が何のはっきりした権利もない、拠って「病人の家族の権利」ははっきりしていない。皆さんのご両親のどちらかが病気になられて立つものがない存在になりさがっていることを実感されることでしょう。医者や看護師にお願いして、たとえば相談の時間を「さいていただく」存在であり、ひょっとしてお礼を持っていった方が良いのか、持っていかない方がよいのだろうか、というような俗っぽいところから始まって、疑心暗鬼に苛まれる存在になってしまう。あるいは会いにいきすぎるということで相手がうるさがっていないだろうかと気を廻したりして、家族の精神健康は一般に悪くなる。ですから、病人の家族に、「病人の家族としての権利」を認め、それを明言することもわれわれの仕事でしょう。

## 10

私が、たまたま駆けだしの精神科医として初めて勤めた精神病院というのが、米国の制度を取り入れたとも、病院内での議論で出てきたともいうんですが、ともかく家族面接の時間というのを予約制にしてあったわけです。入院している患者の家族は、その権利として医者に週一回一五分程度会う権利を持っていたんですね。この「医者に会う権利」を認めると、不思議なことに、よい方向の変化が生じてくるんです。精神病院において「家族がなかなか訪問してこない」といわれるんですけれども、じゃあ家族が面会に来たら病院の方が、家族にやっぱり面会に来ただけのことはあったと、そう思わせるだけのことはしているかと反省してみることも必要でしょう。家族からすれば、医師にたずねようとしてもだいたいは敷居が高いわけで、看護師さんに頼んで「あの、先生に五分でも会わせてもらえないでしょうか」とかなんとか、哀願したりしている。ところが、ちゃんと権利として認めると不思議なことに、いや人間としてあたり前のことですが、家族が変ってくるんですね。権利だからと何週間先まで予約しておられる方もある。帰られる時に、じゃあ次はまた四週間先に来ますから、と予約していかれる。こうしていると、面会に来られない家族は少なくなったですね。

権利として認めると、それによって家族と医者との関係が正常化していくんです。そうなると、ものをくれるとか、くれんとかが時々新聞紙上で問題になっているけれども、そんなこともなくなるでしょう。私は患者さんが「うらの山で栗がとれましたので」といってくださるものは受け取りますし、特に家族が絶望的というか、絶望しきっている時に受け取らないのは、むつかしいですね。これはもう「私がサジを投げる」というサインとして受けとめられますから。まあこの種の問題で一番簡単な断り方はですね、「私にプレゼントをくださる方というのは、どうも治りが悪いというジンクスが私にはございます。それでもよろしゅうございますか」と言いますと、たいてい「ああ、そうですか」と言うことで終ります（笑）。ジンクスというのは便利なもんですね。まあ医者に何かあげようという場合は、もう少ししっかりしてほしいとか、無理な相談だけど何とかしてほしいとか、つまり医者・患者関係がかすかにぎくしゃくしているか、難症、重症の場合が多いから、このジンクスは広い範囲であてはまりそうですね。

## 11

それでも家族との関係、特に家族がからむ治療は難しいところがございます。家族と患者とではどうちがうかといいますと、患者と治療者との関係というのは、やはり相互の拘束性というか合意性が単純なんですが、家族の場合ははっきりした契約関係にないことが多いわけです。というより全くないに近いわけでしょう。おそらく米国の家族療法というのは、あまり本には書いてないけれど、米国社会の常で、はっきり契約するんでしょうね。きちんと契約を結んで、家族が協力しなければもう家族治療は打ち切り、と。そういう非情さ（とわれわれが感じるもの）がむこうにはありますね。日本では患者の家族が約束を破っても、まあ「しかたがない」と思ってしまう。これは相手を差別しているのか、していないのかわからん言い方、感じ方ですけれども、「まあ仕方がない」とあきらめていくところがある。これはどっちが上等だとかいえないことで、むしろ風土というべきなんでしょう。患者の家族は関西弁でいう「いいとこどり」をしがちで、医者の助言のいいとこだけとって都合の悪いところはおこなわない傾向がある。これは医者・家族の相互拘束関係がはっきりしないから、当然といえば当然なんですね。アドバイスというのはいいとこだけとればいいわけで、友人のアドバイスならそれでいい、拘束関係がありませんから。しかし相談となるともう少し相互拘束性といいますか、コンセンサスがあった方が良いだろう。私はそれをできるだけいうようにしておりますが、親によっては「私は患者じゃありませんよ」と憤然とされる人もいます。そんな時だいたいこっちが悪いということにしておくといいんでしょうが、裏表のないところを申しあげて納得していただける方もあります。

そうですね、もう一つ、家族面接の時の留意点として、研修医に助言していることに、こんなこともあります。私は患者には、「当事者はあなた自身である」ということを態度で示す。何でも口で言うよりも態度で示した方がいいと思います。私の前のイスには、かならず患者さんに座ってもらうことにしています。親がいかに偉かろうと、もうちょっと貧弱なイスに座っていただく。そして医者のイスと患者のイスは同じ格好にしています。

## 12

私はあんまり合同面接はやりません。特に外来の初診の時は相当みだれている患者でも、まず患者を私は直接呼びにいきます。本人を、「あなたが本人である」ということをコミュニケートするだけの意義しかなくてもいいんです。患者が沈黙したまま五分もたてば「それじゃ次、あの、お父さん、お母さん」ということにします。とにかく最初に患者に会う。相手が、いかにみだれていても「あなたが当事者ですよ」というサイン、これは非常に重要なメッセージです。患者にはだいたい通じるようです。

これも土居健郎先生の面接から教わったことですけれども、患者が言ったことを家族に言っちゃいけない。家族の言ったことは患者に言ってもよい。それを私は患者に、はっきり言います。特に子どものカウンセリングをやっている場合には気をつけないといけないでしょう。「結局、大人は全部グルである」というフィーリングを子どもは持っておりまして、これがしばしば事実なんですね。「あの、お父さんだけよ」「お母さんだけよ」と秘密を話しましたら、翌日学校の先生が、「お前こうこうこんなことしてただろう」と言う。早くも伝わってるわけです。その逆に学校の先生に秘密をうちあけたら、だいたい親が知っているということですね。しかし、「大人というのは通じ合っているんだな」という感じを子どもが持たないほど子どもの精神健康は良い。

子どもの秘密を尊重するということが、大人と子どもの関係を良くするものだと私は思う。家庭内暴力の家庭には、しばしば子どもの秘密を尊重しないという前段階がありますね。どうもあるように私には思われます。「でも先生そんなこと大変でしょう」という人もいるけれども、しかし、実際はそれほど困らない。これをどう工夫するかということに、精神科医の進歩の一つがあるといってもいいでしょうね。

どうしても親に話したい時には、子どもに「これこれのことは、お母さんに話すけどいい？」と、「まあ話しておいた方がいいかもしれないねえ、どう？」と相談すればいいわけでありましょう。

次に親といえども、「子どもの親」という役割だけを演じていると、そこに無理が生じる。本当は個人、人間としてのその人の悩みをこちらが聴くのも大切なんですね。「あの、お子さんについてちょっと話して下さい」と言っても、そういう場合はどこか建前が入りますし、「お母さんはかくあるべし」という構えがどうしても入る。家族は演技しあって成り立っているところがあります。自己検閲や弁解、防衛的な構えもあります。むしろ自分のことを話すうちに子どものことがおのずと混ざってくる方が、私としては多くのインフォメーションが得られるし、親の方も受け入れられたという感じを持つことが、多いというのが私の経験です。

## 13

そうですね、やはりまず、家族のなかに真実を告げてあまり動揺しない人を、誰か一人をみつけることでしょうね。もしそれが一人もいないならば、われわれはその患者を抱きかかえてさまよう覚悟がいるでしょう。真実を告げても大丈夫な人は、ちょっと意外な人である場合が多い。とにかく誰か一人、それはみつけておく必要がある。

二番目には、たとえばお母さんが非常に乱れていて、いかにもその患者のお母さんらしいと思っても、「推理小説の原則」、つまりもっとも犯人らしくないのが犯人であるということがある。どこかに別の火の元はあるのだろうと考える。たとえばお父さんが不思議に落ち着いてですね、お母さんだけが乱れているというのは妙なのでありまして、まあ極端な場合には配偶者がなんかひどく意地悪みたいなことをしながら、何くわぬ顔をしていることもないわけではない。

## 14

それから、母方のオジオバがかなり客観的にものをみている場合が多いですね。父方の場合には、やはり「○○家」というのをしょってるところがあって、ちょっと違うんですね。その家に嫁いだ女性には「○○家の価値観に同一化しろ」という圧力をかけて「同一化していないからどうもいかんのだ」という判断を持っている場合が多い。「ヨメがわるい」としておくと残りの皆が安心できる。しかし母方の伯母、叔母には、「お嫁にいって子どものことで苦労している、あるいは夫のことで苦労しているのは分ってるんだけれども、しかしまあ他家に行ったんだからうっかり口出しできない」という、ちょっとせつない思いが一方にある。そして、患者の「家」の価値観から離れて自由にものを見られるんですね。だからわりと客観的に見ていることが多い。それとわりと自由に行動できる場合が多い。特にこちらが患者の家族に話して保証をとりつけるとよい。医者があいうのだから仕方ないと思ってもらえばよい。

二〇年ほど前に東大の有名な文化人類学の先生の中根千枝さんを「精神医学」誌が座談会に招いたとき（「精神医学」15巻12号）に、マレーシアやポリネシアでは物質的責任は父母がもって、精神的責任は母方のオジオバがもつことになっているという紹介をされて、われわれも「なる程」と感心しました。笠原先生（当時名古屋大学精神科教授）もさっそくとりあげられて、「オジオバ文化っていいなぁ」と書いておられるわけだけれども、私もこれは日本でも現実にかなり活用できると思います。精神科医仲間に聞いても「そういえばなんかこう、うん、恋愛の相談とかなんかいうのは、まず母方のオバさんに話したなぁ」なんてのが案外多い。皆さんもオヤジに話さなくてもオジオバには話せることは多いんじゃないでしょうか。

## 15

最近、核家族化して一人っ子が多くなっていくと、「次の代にはオジオバという貴重な資源が減ってやりにくいなぁ」と思うんです。中国のように一人っ子政策をしたらいったいどんなことになるんだろうか。これは人類の壮大な実験でありまして、ちょっと私なんかはおそれを、おそれといっても畏怖の意でありますが、それをもってみているわけです。現実の中国の家族といいますのは（まあ華僑社会についての論文などからみてのことですけど）二百人ぐらいが一家族なんですね。これが家族というフィーリングをもっているのは、すごいもんですね。統合失調症患者が発生しましても三年ぐらいは、家族内で抱きかかえられるらしいです。まあ二百人もおれば、かなり派手に錯乱している人でも三日ならつきあえますからね、次に別の人がひきうけてくれると決まっておれば。家族がへばってくるのは、家庭内暴力なら家庭内暴力が何日続くかわからないからです。「どこまで続く泥濘《ぬかるみ》ぞ」という感じでへばってくる。期限なしだとスタミナの配分ができない。期限があったら、たとえば「お前三日だけ責任をもってくれ」と言われたら、相当の患者でもつきあえますわね。順にまわしていると、三年ぐらいは経つ。そうしたけれどもやっぱりダメであると見ると家族会議を開いて、精神病院にもって来る。（カナダではそうだ、と林宗義先生は言われてましたけど）その時はもう手遅れになってるし、家族会議開いて「もうこれだけ人事をつくしたんだから」という結論が出ているから「もう断固受け入れない」で、切り捨てられてしまっている。

われわれは明治以降大家族から核家族になっていったといっても、中国に比べれば元々の「大家族」がたいしたものではないんです。二百人が一家族というフィーリングを持っていたのは、おそらく江戸時代の初期まででしょう。秀吉というすごく賢い人が、大家族をおいておくとよからぬたくらみをするに違いないということで「大家族同居の禁」というのをやりまして、同居させないようにしてしまった。旧家で本家とか分家とかいう分離は聞くとだいたい、七、八代から十数代前に起こっている。ちょうど時代が合いますね。中国では中庭のある口の字形の家屋に、二百人ぐらいが一緒に住むのを理想としていますね。現実には、すべてがそういう家を持っているわけではないが、これを「四世同堂」というんですか、曾祖父母からの四代が全部一つ屋根の下に住むというのが理想らしいです。家計も、一人が出世すると二百人が寄食するわけです。

それにひきかえ日本の家族はもろい。すぐ孤立無援になる。戦前でもそうです。だから家族の力をギリギリまで試してはならない、家族をつぶしてはダメだということを私は申しております。これも中根さんが言っておられたのだが、中国の家族は父親がどうであろうと父親ということだけで、もう尊重され威厳がある。日本の家族では一所懸命父親を演じていなければならない。「お父さんらしくしなさい」と言われて一所懸命お父さんらしくして、やっと認めてもらえるか認めてもらえないかであります。まあ地方によって若干ちがいまして、東北出身の方はイロリのそばのお父さんの座席が決まっていて、お父さんの前ではふるえていたもんだといわれます。東北の方にはお父さんはなかなか恐ろしい世界らしい。それにひきかえ関西のお父さんは、大体サザエさんのマンガのあのお父さんでありまして、二枚目半を演じて、オッチョコチョイとからかわれながら、ようやくお父さんの座が与えてもらえる（笑）。九州あたりへ行くとまたちがうんでしょうね。日本は百年前はバラバラの国でしたからね。「日本」という名前もはっきりしなくて、幕末の志士は「皇国」などという言葉を発明して、そう呼んでいたらしいです。日本は地方性がずいぶんある国です。私が二宮尊徳のことを調べておりました際に彼の村へ行きましたが、小田原藩という小さな藩領ですね。ふつうの人はこれだけの狭い天地から出ずに一生を終え、また次の世代も同じように一生を終ったのか、と不思議な感じがしましたね。あすこに見えている低い山が、その人々の地平線、視界の限界だったんだなあ、と。

## 16

まあそして最後に（これで前半の一時間のお話を終りといたしますが）これもよく申していることですが、家族の誰かに思い入れをしてもですね、たとえば女性にいくら同情したからといって、別れたほうがよいという言葉は精神科医は言っちゃいけないと。「まあそれならいっそ離婚しちゃえよ」というようなことは一切言ってはダメである。なぜそうかといいますと、私が精神科医をはじめた頃に、そういうことをわりとサラッとおっしゃるドクターがおられたんですけど、そのかたが数年たちまして「先生が言ったから別れたんだけど、あとどうしてくれる」という七、八人の女性に追いかけまわされるようになったという話がありまして（笑）、これでは精神科医としての精神健康もよろしくないでしょう。それに精神科医として経験することですが（みなさんはもっと経験されていることでしょうけれども）何回も何回も同じ人と再婚されている方に出会いますね。三回ぐらい同じ方と結婚されてる方があります。ですから夫婦の絆というものには（親子の絆のほうが非常に強調されているけれども）なにかわれわれにはわからない「最後のサムシング」があるようだ、そこに対しては一種の畏敬の念を持ち尊重した方がいい、精神科医がだいたいそこまで助言しようとしない方がいい。

ついでに、これもやはり家族に関係がありますが「困ったら年表を書きなさい」「高等学校で歴史の勉強でよく年表書いたでしょう。あれをお書きなさい」という。そうすると意外なことが、ただ記録を読んだだけではわからないことがでてくる。

たとえばおばあさんが亡くなった時と、本人が学校をしくじった時と、お父さんがどうこうした時とが接近しているということ。相互の因果関係はなくても、こういうことは重視した方がよい。ところが話し手は同時性を全然意識していないことが結構ある。

こういう時、私は「あまり因果関係は考えるな」と言います。それは航空事故の分析から実に参考になることでありました。因果関係を考えすぎるとわからなくなる。結局は操縦ミスとかなんとかにもっていく。われわれの場合でいうと「誰が悪いんだ」という平凡な結論になりそうでも、因果関係をいっぺん棚上げして、事故の周辺に起こっているいろんな事象を、価値自由的にというんでしょうか、「これはどういう意味だろう」ということはあとで考えたらいいことにして、とにかく時間軸の上にプロットしてみると、不思議に事故の周辺にいろいろな異常事態が集積してるんですね。たいていは、シングル・パンチじゃなくて、精神的打撃を与える事件が二回ないし三回近接して起こっていることが多い。前の回のパンチでゆらいだ態勢をたてなおせないうちに、次の衝撃をうけるという形で倒れる場合が多いでしょう。

こういう考え方は気象学に似てますね。気象学から大いにわれわれは示唆を得るであろうということを私もどこかで書いたことがありますが、私のやはり先生である安永先生も、気象学モデルというのは、むしろ天文学モデルよりもわれわれの参考になるといっておられる。これは「場」的考え方ですし、パラメータ（媒介変数）というか、相互に関係し合っている、いろんな因子を秤量しながら考えるという考え方であってなかなか有用です。

みなさんもボツボツお疲れであろうと思いますのでしばらく休憩といたします。

## 17

ではまたボツボツ始めましょうか。これまでせっかく休憩されたんですから休憩についての余談をいたしましょう。休憩がなぜ重要かといいますと、あたり前のことのように考えがちですが、それだけじゃないんですね。特に日本の場合は。いつも非常に紛糾するように構成上決まっている会議を主催して、私がたまたま議長にならされることがあったんですが、そういう時にうまくまとめるコツは、まず頻回に休憩を宣言することですね。これが一つ。もう一つは、空腹にさせないこと。空腹になると人は攻撃的になりますから。「ボツボツ、ラーメンでもとってはどうでしょうか」と提案する。頻回に休憩するとどんな良いことがあるかといいますと、日本人は会場の席上では、あまり発言しない。するやつは、いくぶんクレージイと思われるぐらいで(笑)、一般にお互い牽制しあって発言はあまりないですね。日本人の場合、黙っている方が精神健康は良いみたいです。休憩中に場の外で雑談している間に、仲間同士で考えを突き合せて見解がまとまってきます。日大グループが集団療法の効果について研究発表しています(これは『分裂病の精神病理9』にのっていますので興味をお持ちの方はお読み下さい)。統合失調症患者の集団療法の話ですけれども、精神健康が集団療法の前と後でどう変化しているかの研究です。ここでは人間を三種類のグループに分けていますが、第一のグループは積極的発言者、積極的参加者です。彼らはよく発言する。第二のグループが消極的参加者、つまり聴いているけど決して発言はしない。第三のグループは調停者。意見と意見が食い違った時に口をはさんでなんとか調和させようとする。そういう役を買って出る人のことです。結果はどうかといいますと、一番精神健康が良いのは黙って聴いている人なんですね。会議のあと必ず良くなる。第一のグループでは、(あたりまえかもしれませんけど)意見が通れば良くなるし、通らなければ悪くなる。調停しようとした人はどうなるかというと、必ず悪くなるんですね。先程の会議を主催した時に観察してましてて「あ、これだ」と思ったんですが、会議が紛糾してくるとだいたい意見がでなくなりますね。その時休憩をとりますと、尾籠な話で恐縮ですが、トイレに並んでいる時には隣の人に「お前あれは本当はどう思ってんだ」とやっている。あるいは廊下の隅で三、四人がかたまってゴソゴソ話をしている。「どの辺で妥協すべきか」とか「実際あいつは、どういう意味であんなことを言ったんだろう」とかまあそんなことをゴチャゴチャやってます。私はそういう所を歩きながら「ハーン」と雰囲気を感じまして、次にまた会議を再開するんですが、それまでの流れから幾分飛躍したところから始めても、参加者の方は「あれ、飛躍したな」と思わないみたいですね。このように休憩が日本の会議を大いに救っているんです。休憩なしで三時間も四時間も延々とやりますと、話している内容なんか二の次になって、「自分と親しい友達はどう思っているんだろう」とか「自分の所属しているグループはどう考えているんだろう」とかそんなことばかりが頭にこびりついて、ますます会議は進まないということになる。だから頻回に休憩をとるのは、少なくとも日本の「会議文化」の場合、特別の意味を持っていると思うわけです。

延々と話す人には、議長役がメモしておいて「今のお考えをまとめるとこういうことでよいでしょうか」と要約すると、たいていは「はい」といわれます。「それではこれで採決していいですか」というと、大体皆がうなずく。本人も話しくたびれているのでうなずく。「いや、こうだ」とまた延々と話す人もなかにはあるでしょうが、出会ったことはありません。家族を交えた会議でもそういう手が時に使えます。

## 18

話を本題に戻すとしますが、面接の場合に非常に大事なのはスペーシングということですね。間隔をどうとるか。つまり、次はいつと決めるかです。かりに熱心な医者が入院患者と毎日のように面接しますと、患者の方がへばってきます。面接が有意義な場合とは、面接で得たものが心の中にしみこんで熟成する場合であって、この過程に二、三日はかかるようです。こちらのほうにも同じ過程が起こっています。ですから私は病棟にいる患者と面接する時も、軽く声をかけるようなことは別にして、ちゃんと面接と言えるような面接は三日ぐらい間をおきます。緊急の事態が起こったら別ですよ。精神分析では二日ごとに面接があるじゃないかということになりますが、前の回の面接が終わったあと患者が姿勢を立てなおすまでに、つまり防衛がまた再建される前に、次をやる必要があるからでしょう。一般に、面接は一週間に一、二度くらいがちょうどいい間隔ですね。ついでに言うと、私の経験では二週間に一度ですと、精神科治療の場合には現状維持になると思います。一カ月に一回ですと、一カ月の間には相当の事件が起こりますから、その間、患者自身であるいは周囲の人たちの援助によって、なんとかそれなりの解決をみていることが多いですね、そうなると、面接は過去をたどるような対話になりまして、思い出話ばかり聞くということになり、記録だけがやたらに厚くなります。間とか間隔というのは原則的にはこういうものでしょう。

(初めて薬を使う相手には、不具合があれば、特に不眠ですね、翌日いらっしゃい、おいでにならなければ何とかやっていると思っています。それでも、私は翌々日来てもらうことがあります。処方は一週間分出しておくとことわりますが——。)

もっとも、家族と会う場合にはちょっと違うかもしれない。間隔を決めるのは、むしろ家族の側ということが多いようですね。それぞれ日程がありますから。しかし一般的にいうと治療契約を結ぶとしたら、多くて一週間に一回くらいじゃないでしょうか。

19

われわれと患者さんとの話はなにも特別な言葉を言うのではないんで、普通の言葉で常識的な、患者さんがのみ込める話をするわけですから間（スペーシング）とタイミングが重要なんでありましょう。タイミングというのは、どのあたりでその人にとって決定的といえるような働きかけをするかということですね。毎回激しい、それも決定的といえるような話し合いをしないと精神科医として給料をもらっている手前、具合が悪いと思う人は、患者さんにいささか過剰な荷を負わせてしまうのですね。ことに統合失調症の人には強い相互作用の後には、弱い相互作用を数回おいた方が長期的にはうまくいくようです。「隴を得て蜀を望む」なんていう古い言葉がありますけれども、「今回はこんな話をしてくれたんだから次回はもっとぐっと深くやろう」などと考えると、統合失調症の人は非常な恐怖をおぼえるかこわれるかのどちらかになると思います。

20

ワルター・シュルテという、出会ったことはないがひそかに私の先生の一人にかぞえている精神科医がいまして、「患者さんに秘密を残すということは重大である。何から何まで聴いたらよくない」といわれます。土居健郎先生も、『方法としての面接』という本で、秘密の問題をとりあげられていろいろ書いておられます、統合失調症の人はなかなか秘密が持てないと。秘密というのは非常に「持ち重り」がするのは事実です。秘密というものは重い。社会に噂をひろげる一番有効な手段は、「これはあなただけに言うのよ。絶対に他人にもらさないでよ」とささやくことだそうです。うち明けられた人はその秘密の重さに耐えかねて、つまり持ち重りがするため、その重さの一部を他の人に担わせようとするからなんですね。といって秘密を全然もたなくなるのは、相手に城をあけ渡すことだから、秘密をもたない人間は弱くなります。「夫婦の間に秘密があってはいけない」というハリウッド式神話を信じますと夫婦のどちらかが非常に弱くなるか、あるいは別れるか、果てしない闘争が続くかです。社会化された対人関係ほど、理解よりも信頼の方が優先するだろうというのが私の考えです。先にも述べましたように、最近「家族の話し合いが足りない」とよくいわれますが、肝心な時に話し合いを避けるというのは問題でしょうけど、常時話し合いをしている家族というのは、日本では、それだけで不安定な家族といえるくらいでしょう。「さあ話し合いだ」という時は家族であろうと他の組織であろうと、少し険悪な雰囲気ではないでしょうか。

日本の家族というもののむつかしさには、サブリミナルな（閾値以下の）コミュニケーションが非常に多いということがありますね。今言ったように、明言を交わすことはふだんはあまりないのだから。「今日のお父さんの帰ってきた時の様子、いつもと違うわよ」

といったレベルの感じ方から始まって、その家の人にはわからないけれども、よそから入ってきた人にはパッと感じられるその家族独特の雰囲気、みそ汁の味がちがうように、一軒一軒ちがうものがありますね。往診などに行きますと、土間のにおいからしてちがう、ああいうものが家庭にはある。

## 21

また一方で、「家族はシステムである」などと言われてますが（家族がシステムであるというのは当然のことなんですが）一筋縄でいかないシステムであるというのも事実です。女性同士が同じ寄宿舎に住んでいると月経の時期がだんだん一緒になってくるらしいですね。月経になってる人の汗で隣の人の月経が誘発されるそうです。親子の間でもそれに似たことがありますね。そういう非常に生理的な相互作用も家族にはあります。夫婦の間でも決して「夫婦、この自由なる結合」といったきれいごとだけでは終わらない。

以前私は名古屋市立大学にいましたが、あの大学では名古屋市の依頼で一九六一年からでしたか、生まれた子どもの全追跡調査をやってたんですね。特に熱性ケイレンがある子ども達だけは十数年フォローしていたんです。その調査に直接携わった人から聞いたことで、おもしろいなと思ったのは、子どもの脳波と母親の脳波の形が、子どもと父親の形よりも相似性が高いということです。脳波は人間の脳の活動の影の影の、そのもう一つの影くらいでしょうが、一つの示唆ではあり、母子の「同期」のほうが父子よりも大きいということです。

## 22

先程の休憩時間に、ある先生と話していたのですが、家族というものの発生は、今日では夫婦が中心にあって、そこに子どもができたというふうになっておりますが、歴史的に見ますとサルの家族なんかは(これを家族とみなさないというのなら話は別ですけれども)まず母親がいて子どもがいるんですね。ヒトでもマリノフスキーの報告を信ずれば、父親を認識しない社会が存在するんですね。最近の人類学の報告では、ニューギニアでは父親というものは、どうもその女性と深い仲になった男性が何人かいるとして、女性が「お前が父親だ」と言ったらその人がその子の父親になって、あとあとずっと父親役を引き受けるというんですね。父親とは、はかない存在で、擬制という面が強いですね。わが家でも子どもが「父親がどういう理由でウチにいるのか」と母親に質問していたらしいです(笑)。

ニューギニアで、たとえば神聖の場所に仕える巫女は無論「処女」でなければいけないわけですが、子どもをかかえた処女(?)が巫女をつとめている。まあこれも「あなたは〈処女〉である」とその社会が公認したら、〈処女〉ということなんですね。現代社会における父親というのもそういう存在なんでしょうね。そういう社会では父親、母親とオジオバとの間に絶対的な差がないんでしょうね。アリエスによるとヨーロッパでは父親とその家族という時代が長くて、父母(夫婦)とその子という意味での家族の形成は、一八、一九世紀なんだそうですが、父親中心などは長い人類の歴史の中で考えてみれば、わりと最近のことかもしれないんですね。

## 23

それでは夫婦とは、はかないものかというと、さっき言った不思議な絆で結ばれているのも事実です。字が似てきたり書く文章まで似てくる。その他にもいろいろと似てきますね。一つの屋根の下で暮らしますとそういうことが起こるんですね。

以前私は、結婚以来十数年に亘って不仲でありつづけたと双方が主張しあう、学者夫婦とでもいうべきお二人から相談を受けたことがあります。ご夫婦のつながりは、これは頭で、頭脳でつながっているような、双方が学者でその専門領域では競争しあいながらも依存しあうという関係でしたかね。ある意味ではきょうだいみたいな関係で結びついているご夫婦でした。で、どうして相談に来られたかというと、(奥さんが来所されたわけですが)ご主人は非常に正確にものを言われる方で、帰宅されたご主人に奥さんがものをいいかけると「お前の話コトバには言いそこないが多い。文章は文法にかなっていないし……」と毎日のように指摘しつづける。あげくのはてには「一度精神科へ行って診てもらってこい」と、こう言われて来ましたと言うんですね。これはなんとも不思議な主訴でありまして、こんな主訴はめったにない。ひょっとしてこの中に何か真実があるのではないかと考えたわけです。「これはあくまで新聞の見出しにすぎないぞ」とね。それで面接を続けて、いろんなことがわかってきたんです。（プライバシーを守るために詳細は削除させてもらいますが）こういう場合でも頭だけでなく、目に見えないところでつながっているようです。双方が意識もしていないところで、このご夫婦はやはりどこか相性があるにちがいない。それはほとんど生理的なものかもしれないし、あるいは心理的なものかもしれない。心理的といっても意識できないようなところかもしれない。だけどお互いに要求しあい、求めあい、あるところで満たしあっているんだろう。ただ、それは安定した満たし方ではないだろう、等々と連想を働かせてみる。ではどうして今になって私のところへ来られたんだろう。十数年つづいた「関係」がどこか変わろうとしているんじゃないだろうか。

まあ、いろんなことを経て面接は深まっていったんですが、ある時、面接が終わって彼女は部屋を出ていかれた。そのあと私もちょっとした用事で外へ出て廊下を歩いていくと、彼女がノートをとっておられる。「どうされました」と尋ねると、面接した結果を全部書いていると言われる。「夫に見せます」とのことです。「私の話したことは全部ご主人にお話しになるんですか」「そうです。主人が聞きますから」これではまったく秘密がないことになりますね。面接の結果をただちに誰かに話すと、気が抜けます。サリヴァンはそのため無駄に三百回の面接を繰り返したと、ある本に正直に書いていますが、先程言ったように意味ある面接になるためには、熟成が必要なんですね。面接が終わってすぐに牧師さんのところへ行きまして、「告白告白」といって話してもいけませんし、親友のところへ行ってしゃべってしまってもいけませんね。だから研修医には面接の結果は家族に話さないよう、そのためには家族も根掘り葉掘り聞かないようにと納得してもらっておく。相互に確認し合意しておくことが大切なんだと言っております。家族から、どうしていけないのか尋ねられたら「気が抜けますから」というとだいたいわかっていただけます。で、この患者さんのご主人も一応了解して下さいました。そうこうするうちに、次の回ぐらいから少し距離をおいた関係をとってみようと考えたんですね。そうした時の方法といえば、たとえば粘土とか絵画とか箱庭とかそういうものですね。こういうものは「関係」を安定化させます。たとえば非常に攻撃的な患者さんには、私はよく粘土をそっと渡しますが、あれは感情をよく吸いとってくれます。芥川龍之介の短編小説に「手巾《ハンケチ》」というのがありますが、子どもの死を告げに教師のところへいったお母さんが、見かけたところ平静な顔をしておられるけれども、机の下でハンカチがもみくちゃになっていたという話ですね。まあ、そういう形で吸いとってくれるわけです。で次はそんなこと、なんかしなけりゃいけないだろうと考えていたんだけど、それよりも先にこの奥さんは失神発作をおこされまして救急車で運ばれた。これは心因性発作としては大変な、深いレベルの発作です。そういうことが起こったのです。これはそれ自身がすでにいろんな形で意味があるわけでありまして、配偶者、特に男性というものは、奥さんにはいくらなにをしても、「こわれない」という感じを持ちがちです。相手がこわれないという感じが、なにか少し変わったみたいでしたね。でご主人が私に手紙をよこされた。その手紙はかなり乱れたものでした。文法にうるさい人だったはずですから、これはグッド・サインだと私は考えたわけです。ご主人の非常に硬い殻が破れてきたのではなかろうかと。今後はともかく、こういうハプニングが意外な展開を生むことがありうるわけです。

## 24

実際、われわれが仕事をしていく上で重要な助け手は午前の部でも述べましたが「ハプニング」ですね。偶発事は非常な活用性がある。そういうと〝神頼み〟みたいに聞こえるかもしれませんけど、偶発事は空から降りそそいでいる宇宙線みたいに絶えずわれわれに降りそそいでいて、ただ気がつかないだけのことが多い。最近、精神病院のあり方についていろいろいわれてますね。格子があるとかないとか、取り払った方が良いとか。無ければ無いにこしたことはないでしょうが、時には拘束が必要な場合もある、現実には。しかしなによりも強く私が感じていることは、現在の精神病院の生活には、ハプニングが少ないということです。つまり、驚きを伴った意外性のあるものは、われわれを生かしてくれる大きなものなんですね。みなさんの人生において、もし意外なことが無くて、すべてが予見されたことだけでできていたとすれば、退屈のあまり今まで生きていないかもしれない。配偶者を選ぶ時は、すべての女性を念頭に入れ、必要十分な理由をそろえて、そこから必然的に選ぶのではありませんで、だいたいハプニングの産物であります。といって行き当たりばったりでもない。現在、システムについて考えている学者とか数学の人にいわせると、生命というものは絶対の「必然」と絶対の「偶然」の中間の領域、「ゆらぎの世界」に属しているんだそうです。精神科の仕事をしていても実際そうなんだと思いますね。われわれカウンセリングに従事している者は、人間は「必然」にもとづいて行動するんだと錯覚しがちですが、逆にわれわれはいろんな偶発的な事態というものをどう生かすかということを考えておくことが必要なんでしょうね。そしてその間でゆれる仕事ですね。しばしば偶発事に助けられて、ようやく仕事をしているというのが、まあ私の偽らざる実情です。

## 25

手も足も出ないような家族の場合でも、われわれ（精神科医なら精神科医、カウンセラーならカウンセラー）が関与するということそれ自体がすでに、閉鎖した、閉じた、必然だけからなりたっている、生命性の少ない、死に体のような、そんなシステムに穴をあけているんだと考えてもいいでしょう。つまりかきまわし役（トリックスター）になることですね。病人の家族は孤立しやすくて、窮屈に動いていることが多いです。統合失調症家族の特徴はいろいろ言われてきましたが、私の言えるのはなんといっても偶発事が無さすぎるということですね。個人についてもそうです。普通はもうちょっといろんな事件を体験しながら大人になっていくんだけど、本人が憶えてないだけなのか、あるいは家族が孤立しているためにそうしたことが起こらないのか、とにかくエピソードが少なすぎるというのは私が駆けだしの頃から言われてました。まだ私が名古屋にいた頃、リハビリ・センターの設計でお手伝いをしたことがあります。ある時そこの所長さんと話してた時に、センターで扱ってる人で二〇歳を過ぎて初めて一人で切符を買って地下鉄に乗った人がいると聞かされて驚いたことがあります。意外なところに抜け穴があるのですね。そしてこの種の体験なしですませてることが案外あるんです。これは地下鉄の初体験でありますが、名古屋の滝川さん（一廣氏、精神科医）が言っている名言で、私などはこれを聞いて、これは「コロンブスの卵」であると感心させられたことの一つに、神経性食思不振症の方は食事の初体験、つまりは思春期に入って後も、友人宅で晩ごはんをよばれたことがない人が多い。普通、思春期になると家でごはんを食べるのは煩わしいと感じるんだけども神経性食思不振症の人はこの食卓レベルの親離れができなくて、かえって家族の食卓にこだわる。家でメシを食うことに固着している。彼らについては成熟拒否とかいろんなものが重なっているんでしょうけど、食事の初体験をすませてないことが多い。「晩メシでも食べにこいよ」と声かけてくれる友達がいないとダメでしょうけど、私の臨床体験でも（特に思春期の患者さんで）友達が家に遊びにくると言えば、プラス一点と評価します。友達が少なくとも一人はいるかどうかをかなり重視します。友達が遊びに来る家、来られる側と行く側、それに行ったり来たりしていると、まあ三つぐらいに分けて考えてもいいでしょうが、要は家が外に向かって開かれていると、そこに偶然が起こりやすく、回復も早くなるだろうと思います。じゃあ友人を失って、十年が過ぎてしまったという患者ではどうするのか。そんな時は「誰か一人ぐらい思い出せないか」と尋ねます。そして「じゃ君、年賀状を出してごらん」と言います。非常に孤立した人に、年賀状が復活のきっかけになることもあるんです。でも患者は受け身な人が多くて「出してごらん」と勧める必要のある場合が多いです。患者は返事をものすごく待っています。ですから私は患者から年賀状をもらったら、できるだけ手書きの年賀状を返しました（といって私から出すことはしない。なぜ出さないかというと「先生がくれたのに返事が書けなかった」と罪悪感を感じて具合が悪くなる人がいるから）。これは最低限からのコミュニケーションの再建ですが、それも一つのチャンスを作るんですね。年賀状という制度はほんとうは孤独な人のためにあるのかもしれません。

　クリスマスとかバレンタイン・デーとか祝日とかいうのは、そこでいろんな偶発事が起こるためにあるんです。偶発事ばかりでも人生は成り立たないが（それはブラウン運動を起こしているようなものだけど）しかし必然だけでは、それこそ能動感を失って操られているのと同じです。必然に従って生きるというのは、要するにレールの上を走ってるわけですから能動感が無くとも不思議でない。偶然についても「偶然だのみ」というのはしょうがない。それに偶然を無理に起こさせる訳にいきませんので、仕組んだものはすぐバレます。そんなことはこっちもおもしろくないですから、こっちがおもしろくないのに患者がおもしろいはずはないですね。しかし面接をやっていると意外な偶発事があり、時には患者は治療者が知らない世界で自分を発展させることが結構あります。

　ちょうど高度成長期の時でしたが、ある日、患者さんが「ゴルフの会員権のセールスをやっていいですか」とやってきた。で、私は「それでは一つの〈実験〉のつもりでやってごらんなさい。ただ、ああ嫌だ、しまった、と思ったらサッサとおやめなさい」と言ったんです。私は取り返しのつかないようにならない限りは〈実験〉を認める主義でして、すべては実験として成功したか否かという評価をするんです。そうするとおもしろいことに、お嫁に出す時に「絶対に戻ってくるな」と言うとすぐ戻ってきて、「まあ、いつでも戻っておいでよ」なんて言ってると戻ってこない、というのとちょっと似た現象が起きまして、かえって仕事をやめない。それはともかく、このあとどんな事が起こったかというと、息子の仕事を手伝うということで、お母さんが猛烈にダイレクトメールを書きだしたんですね。そうするとそれまで本人に過度の関心を持ち続けていたお母さんがダイレクトメールの方に向いたためにその分本人への圧力が減ったんですね。これは予期せざる効果です。で、この患者さんは「厚かましい人」というのから非常に遠い人で（セールスマンのあの厚かましさがないんですね）、出だしはオズオズしていたけれど、勧誘数が会社で二位になっちゃったんです。半年の間にずいぶんお金をもうけちゃった。そこで会社の社長がトップから五位の人までをハワイに招待してくれたんです。ハワイに着くと社長がマージャンを誘ったんですが、十万円単位でお金が動くというすごいマージャンだったらしい。で、彼はお金を全部吸い取る魂胆だなあと思ったわけです。ここでは気を回す心の習慣が役に立った。マージャンを断って日本に戻ると、翌日には「都合で退社します」と言ってお金をもらってやめてしまった。そのお金でアパートを購入して（お父さんがいろんな形でお膳立てされたようですが）そして私のところへやってきて、「これで先生いつでも病気になれますね」と笑ってました。しかし、その後病気の方はなかなか再発しない。安心感を持つと再発しないですね。その会社は彼が予感したとおり、まもなくつぶれまして、働いていた人は退職金ももらえなかったそうです。せっかく病気になったのだから、これくらいのことはあってもいいでしょうね。

次にお話しする患者さんも偶然がいい方にいった人でしたね。どこかの結婚相談所に登録カードを出していたら、身寄りのない女性を紹介されまして、（これが実にいい人でした）しばらく交際したあと結婚ということになりました。ところが結婚式の最中に再発しちゃったんですね。これからどうなるんだろうということで、その女性が私のところへ訪ねてこられた。私は「実はそれは病気なんです」と言いますと、「病気でなかったら別れるけど、病気だったら別れる訳にいきません。別れないで看ていきます」とおっしゃる。「絶対治りませんか」「いや、そんなことはない」等々言いましてね。一時期は鎮静のため入院もしていただきましたが、そのうち、会社によっては提案箱というのがありますね。そこへ一年間に三〇〇〇ぐらいの提案をしたそうなんです。それで会社から銀賞をもらった。二番目というところがいいんですね。銀賞をもらったところで周りの人が彼を見直して、「ちょっと風変わりなところもあるが、やはりわれわれにない独特のえらさがあるんだな」といった感じになりまして、それから十数年たちますが子どもさんも二人生まれて、毎年年賀状だけ下さいます。この場合なんかも、もし、私があの時、つまり結婚式の真最中に再発するんじゃ仕様がない、といって精神病院に長く入院させてしまっていたら（十数日で出しました）、もし奥さんがそういう人でなかったら、もし提案カードを入れてなかったら、もし銀賞がもらえてなかったら……などと考えていきますと、偶然の力が大きく働いていることに驚かされます。そういうものは医者のはからいを越えたものですね。

私はそういうものに対して畏敬の念を持ってるし、そういうものに対して、少なくとも邪魔をしないということが大事だと思っています。

私は、神経学の病棟を見学してから精神科に移ったので、精神科病棟の明るさにびっくりしたわけです。そこでは、頼りなげな顔をしながらでも、仲間から声をかけられながら退院している。昔の神経内科病棟では退院がほとんどなかったですからね。医者が耐えられなくなって病棟へだんだん入りたがらなくなるくらい、あるいは、入っていくのに勇気がいるくらい暗かったのです。今は少し良い薬ができたから幾分変わってきているでしょうが。こういったからといって精神科病棟が現状で良いというのではありません。

多分家族にも、そういう自然治癒力はあるだろう。そうでなければ、元来関係のない男女が夫婦になって、そんなに長く続くわけがない。では、またしばらく休憩したいと思います。

少しくたびれましたが、私も終末努力でがんばろうと思います。

## 26

さて、みなさんもいろいろとお考えになったかもしれませんが、一時期マスコミを騒がした金属バット殺人事件の事例を私なりに考えてみたいと思います。私はこの事件については、新聞社の方から意見を求められたことがあるんです。鑑定をされた人にも私の疑問を質してみたこともあるんですが、私の意見は新聞にはのらなかった。「先生のおっしゃることはそういうことですか。なるほど、そういわれたらそんな気もしてくるけど、それでは記事にはならないですね」、というんですね。なぜかというと記者は家庭内暴力の典型中の典型、一番ひどい例として書きたかったわけで、私からそういう返事を期待していたわけですね。私の結論は、むしろこれは家族内に暴力が存在しなかったがための事例ということ、つまり家庭内暴力の典型例ではけっしてないということなんです。この家庭は非常に古風なんです。瀬戸内海の水軍の根拠地だった小島の旧家の方です。お母さんは国文学の教養のある方で、亡くなる少し前に世のはかなさについて書いていらっしゃる文章が残ってます。お父さんは会社にお勤めの方です。お二人の結婚というのは、〈家〉と〈家〉との結婚みたいですね。日本ではまだまだ〈家〉というのは重いです。アメリカの家族論があえていえば、どこか浅薄な感じがするのは、やはり二〇〇年か三〇〇年の歴史しかなくて、皆、移民の家族ですから、まあいってみれば家出した諸君が作った家族の何代目かですから、ちょっと特殊なのでしょう。兵庫県西部の播磨平野は長い間戦乱がなかったために、鎌倉時代以来の家が何軒もあります。そういったところの家族というのは、家をしょってるというより、家が上にのしかかっている感じがする場合があります。ここで取りあげた事例でも、この種の家がバックにありますね。子どもさんは二人いたと思います。ところで夫婦はある時期を境に、会話をしなくなるわけです。日本人はアッサリしているといわれているけど、それは盾の半面でありまして、意地になると何年でも意地を張り合います。隣の家との境界の五〇センチの差ぐらいで十年以上争ったり、ちょっとした額の遺産の分配で争って、弁護士にその何十倍もみついでいる人などがいます。ですから私などは、「先生、損得じゃありません。意地です」などといいだしますと、「損得に戻って下さるまで、私は外野席でながめさせていただきます」と言うこともあるくらいです。日本人は意地になると大変なんです。「時の氏神」というのが意地を解く役なんですけど、家裁のどなたかが書かれてましたが、意地になってるのは、意地になってる姿をみて、自分の気持をわかってくれと主張しているようなものですが、わかってくれたと納得するにはタイミングが必要で、すぐに誰かがとんでいってもダメみたいですね。といってあまり偉い神様を出してくると、強すぎて圧力になるわけで、氏神さん程度の神様を、それもタイミングよくつれていくのが、意地をほどくには一番よいでしょう。

家庭内暴力にもいろんな意地があります。耐えてるお母さんには意地がある。意地になっている人に対しては、その底の本音をさらけださせてみたいという力が働きます。だから意地は、本当は「これみてわかってくれ」という信号をはなっているわけですけど、相手にすれば、「それではその皮をひんむいてやろう」という力が働く。このご夫婦の場合、夫婦ゲンカはない、殴りあうことなどもむろんないんです。ただ、あるきっかけから口をきかなくなった。それも三、四年続いてます。こういうことは案外あることなんです。この場合二人の子どもさんのうち、弟のほうの、事件をおこした当事者は、不幸なことに浪人したんですね。浪人したということは、家によくいるということで、両親が口をきかないことに対し「もっと自分たちの迷惑も考えてくれよ」といってもよかった。しかし、彼はそうはいわなかったみたいですね。その結果どうなったかというと、お父さんが帰宅して茶の間に入ってくる。そこにお母さんがいる。どんな会話になるかというと、お父さんが本人に、「お茶いれろ、といってくれ」という。そこで「お母さん、お茶だってよ」と本人が母親にいう。こうしたことが毎日演じられたらしい。彼は伝声管がわりの役割を、浪人の二年間つづけたんですね。兄さんの方は大学に入って、時々、友人宅に泊ったりしていた。事件当日もなにか察するものがあったのか、外泊している。要するに、笠原先生流にいうと兄さんはうまく「出立」しているわけです。本人が家族の調停役をひきうけてしまった。先程もいいましたように、調停者になるということは精神健康に非常に悪い。しかもそれを二年間つづけた。鑑定は統合失調症だというのと、そうでないというのと二つでているらしいが、私はどっちかというと後者ではないかと思っています。「高一の夏休みに一カ月口をきかなかった」ということが統合失調症を疑わせているらしいけれど、ここでは両親がもっと長い間口をきいていませんし、両親の沈黙の始まりのころに本人も沈黙したのかもしれませんね。これは健康な反応でしょう。そのままなら結果論としてはよかったくらいです。あるいは、本人の精神健康がきわめて悪化して、その解消のための次善の策としての家庭内暴力や非行にでも走っておれば、あるいはこの悲劇は起こっていなかっただろう。ところがこのご夫婦は、「夫婦」の不思議な作用が働いたためでしょうか、ある時から口をきくようになるんですね。意地をはりあっていたのがなぜか溶けてしまった。そこで、夫婦が口をきくようになって最初にしたことが、悲劇のきっかけだと思うんです。それは浪人している息子をとがめることだった。お母さんは普段は本人をかばってた人らしいが、お母さんの方もご主人と和解したところだからでしょうか、口をそろえて本人を攻撃した。「あなたは二年も浪人してて、どうして勉強に身を入れないのよ」というように。折あしく、少し前に父親のキャッシュ・カードをつかって一万円ほど引き出していたんですね、無断で。それが発覚した。お母さんはガッカリする。お父さんは一万円ぐらいで厳しく叱るのはどうかという気がしないでもなかったでしょうが、敢然として叱る方にまわった。その時本人が謝ったかどうかは二人とも死んじゃってるわけだから、もうわからない。本人は二階の部屋にあがってしまう。お父さんは余憤未だ晴れやらずという感じか、二階の本人のところへいく。すると本人は酒を飲んでいる、ウィスキーの角瓶を。それをみて本人を蹴りとばすわけでしょう。そしてお父さんが下へ降りたあと、本人はウィスキーを半瓶飲んでしまうんだなあ。一本全部あけていたら急性アルコール中毒で治療の対象になったかもしれない。もしごく少量だけ飲んで、そのまま寝入ったら、朝になれば気持も変っていたでしょうから、事件なしですんでいるかもしれない。ここでは偶然が悪い方悪い方へと働いているわけです。ほんとに、こういう事件は航空機事故について柳田邦男さんが述べているのと同じですね。小さな確率の些細な事象が次々に実現してゆく——ちょうど、ごく稀には迷路に入っても迷わずにすっと出口に出てしまうことがあるように……。偶然はまだつづきます。ウィスキーを半分飲んだあと、バットを持って彼が下に降りると夫婦が寝ているわけね。ここはよくわからないのですが、素振りして気を晴らそうと思ったのかも知れません。とにかく両親の寝室をのぞいてしまう。夫婦が並んで寝ているということは、子どもの心を乱すところがある。男女に還っているわけですから。おまけに兄さんはどこかで外泊している。この瞬間、彼だけがハッピーじゃない。ここで事件がおこるわけです。しかし事件までには、家庭内暴力を一回もおこしていませんん、彼は。ただただ伝声管をつとめていたんですね。おそらく古い家系の、行儀の良い人だったんですね。浪人してなかったら、友達もでき、友達の世界に開かれていただろうから、事件はおこってないかもしれません。それから家の調停者にならなかったら……。ごく普通の家でも調停者になっている人は幾分ほかの人より精神健康はよくない。たとえば大家族のなかの一人っ子で、まわりを見渡せばみんな大人っていうような場合、子どもは大変なんでね。そんな時に大人でも調停できないものを調停しようとして、子どもが伝声管になることがしばしばおこる。彼の場合は意識してそう努めていたんだと思うんです。

自分以外にその役を引きうけるものがいなかったから……。じゃ、そんな損な役は捨ててしまったらいいじゃないかという人がいるかもしれませんが、みなさんが小学時代の掃除の時でも同じで、廊下が汚れているのに気づいて、皆が顔を見合わせている。この沈黙の壁に耐えられなくなってある子がバケツを持ったとすると、まわりの者は「あいつがバケツ持ったんだから、あいつが掃除役だ」ということになってしまう。バケツを断固持とうとしない人のほうが掃除免除で通ってしまうわけです。お兄さんはバケツを持たないで、彼がバケツを持っちゃった。一度バケツを持っちゃうと、これはなかなかやめられないんですね。持ちつづけなくちゃいけない。ところが夫婦のお互いの意地がとけたため、それがやっと終ったわけ。彼にとってもやれやれでしょう。そして少し気が抜けたんだと思う。そんな時に彼が一万円とりたくなったのは、彼としてはなにか報酬がほしかったのかもしれない。おそらくはねぎらいのことばでよかったのかもしれない。一万円はその代りかもしれない。「すまなかったね」ということばの代わり、あるいはいってほしいというサインかもしれない。ところが両親は仲直りもまだ本式でなく、彼のそれまでの努力を評価するだけの心の余裕はなかったのでしょう。そうであっても無理のないことだろうと私は思う。本人の努力を顧みることができるためには、ある程度の時間が必要だったろう。その時にはご両親は、あるいは本人に感謝したかもしれない。だけど子どもは待てない。評価されなかったと感じたのではないか。彼が両親を夢中で殴っている時に叫んだ言葉が、たしか「馬鹿にしやがって！」というような言葉ですね。それは本当にそうなんでしょう。つまり「自分は要するにまったく評価されなかった」と。「両親だけ結局は仲良くなって、俺の手に残ったものといえば屈辱だけだったんだ」そんな感じなんでしょうね。私は事件の関係者のどの人のことを考えても、心が粛然とするものを感じたのですけれども、新聞などによって世間に伝えられた像と、私が感じた像とはだいぶちがっているでしょう。

## 27

われわれのアプローチにはマスターキーはないだろうと思う。いくつかのものを組み合わせて解決していくこと、そして多くは偶然に支えられてやっているということ、しかし、偶然というのは活用しうるということ、思わぬところに良い芽が転がっていることがあるということ、悪い芽と思われていたものが、実はいい芽であったり、いいなあと思う芽が実はそうでなかったりするということ、さらには、良い芽だと思ってもそれを一〇〇パーセントのばしてしまってはいけない、八割ぐらいでとどめておく。統合失調症をみている人にはよくわかってもらえるだろうが、発病する直前に現実機能を使いすぎて、それで発病している場合が多い。再発の場合でも、やっとついてきた現実能力を、一挙に消費するような場面で再発することが多い。一般には現実能力というのは、一時には全部使いきらないでしょう。フルには使わない、どこかゆとりを残しておく。私の人生観はわりと単純で、善人と悪人というんじゃなくて、余裕のある人間と、余裕のない人間とがあるんだろうと。それは程度の差もあるし質もあるだろうけど、私はそう考え、そういう軸で人をみている。それから最後にもう一つ。損得というのは関西人的といわれているかもしれないが、患者を説得する際、「それは君、損だよ」とサラリというほうがいいことが多い。なぜなら善悪を持ちこむと、一方が善なら他方が悪になりますから。善悪を家庭に持ちこむと、家庭の精神健康は悪くなりますね。損得はそうじゃなくて、一方が得すれば一方が損をするという単純なものじゃない。「三方一両損」ということもあるし、痛み分けということもあるし、それぞれが得をすることもありうる。弾力性のあるもので、現実への目も開かれる利点もあります。

そうこういっているうちに約束の時間がきてしまいました。非常に難しい事例をかかえていらっしゃるみなさんの前で、なんだか世迷い言をいってしまったようですが、今日はこれで私のつたない講演を終らせていただきます。(拍手)

(昭和五九年度全国児童相談所心理判定セミナー(厚生省・神戸市主催)における講演　一九八五年)

**参考文献**

(1)土居健郎『方法としての面接』医学書院
(2)林宗義『分裂病は治るか』弘文堂

（3）中井久夫『精神科治療の覚書』日本評論社
（4）神田橋條治『精神科診断面接のコツ』岩崎学術出版社

# 日本の家族と精神医療

## 1

日本の家族の特徴をある程度眺めなおしておくことは、最近、ある程度伝統的となっておこなわれてきたソーシャル・ワークにくわえて、ミニューチンに代表される家族システム論にもとづく家族治療が急速にはなばなしく紹介され、すでに大学のみならず診療所でさえ実践するところがでてきた現在、十年前に論じるのと、自ずとことなった意味があろうかと思う。つまり、実践的な意味が増大してきたことである。

今後の家族研究はますます複雑なシステムを構想するようになるだろう。木の枝わかれのようなツリー・モデルから次第に、からみあった構造の、いわゆるリゾーム・モデル（根っ子モデル）に移り、さらにそれの重ね合わせのモデルになるだろう。

それは家族においては、複雑な相互作用がいとなまれ、それも裏表、表面と中層と底層、意識と無意識にわたり、またかならずしも整合的ではない相互作用であり、そしていわゆるコミュニケーションがその一部にすぎないような広大な領域の相互作用である。また家族は変動して留まることがない。年をとり、病み、誕生と死と結婚によって、また生計の変動、社会的位置の相対的変化、社会自体の変動によって、すべての家族は影響を受け、これに反応し、変化し、時には崩壊する。さらに社会変動の体験は、一般に個人は家族をとおして受けることが非常に多い。危機的な変動ほどそうである。社会対むきだしの個人という図式は、しばしば実際を反映していない。

非常に小さな単位でありながら激烈な相互作用と本質に迫る変化とが起こってやまないという点で家族は独特な集団である。しかも個人は家族の中で生まれ、個人となる。家族を荷ない、家族に荷なわれ、家族をつくり、あるいは家族から家族へ移り、家族の中で老い、死ぬ。むろん、家族が思い出の中、あるいは幻想の中にしかないこともあるが、その場合でも、人間は家族からまったくはなれているとはいえない。

しかも、家族はそれぞれ独自の歴史をもっている。家庭ごとに味噌汁の味が異なるような雰囲気の独自さもある。中にいる人間にはしばしば空気のように意識されず、外からはついにうかがいしれないものが残る。中間的な位置がない点で宗教と似ているとさえいえる。家族研究に一種の歯がゆさが残るのは、宗教学と信仰との関係と似ている。

このように過去を荷ない、未来をはらみながら家族はある。それは国家よりも、都市よりも古い。「父の発見」という事態と同じ古さであると私は思う。

そのために家族は、人間が組織を作る時のモデルになる。家族という、順位づけられた人間の単位がなければ、多くの社会組織は生まれず、そもそも想像さえされなかっただろう。子どもが最初に学ぶ社会的用語は、父母ついで他の家族成員の呼称であり、それは基本的欲望を指す単語の習得と時を同じくしている。これらの親族呼称なしに子どもは生存しえないとさえいうことができる。

ただ、ついでにいえば、家族よりも古いのは母子関係であると私は思う。あるいは古い層にあるというべきか。母子関係は家族の一部であるという考えは、実際はあやまった認識ではないか。これから、胎児と母体との複雑微妙な相互作用、ことばを修得する以前、特に誕生直後の母子の相互作用などがここ数年急速に認識されて、人間は白紙でうまれてくるということを信じている者はいなくなった。生後一年目に人間はようやく他の哺乳類が生まれた時と同じ状態に達する。人間は生理的早産児であり、それは大きな頭脳をもった胎児が産道を無事通過するために必要な変化で、人間が人間になるために必要な変化であると同時に、人間を独自な能力と独自な欠陥をもった生物たらしめたという。これがスイスの生物学者ポルトマンの見解である。人間は、一年間はいわば、カンガルーの子が母親の袋にいるようなものだ。「父の発見」とともに家族がはじまり、母子関係はそれよりも深い層にあるというのはそのことである。人間以前の家族は、これを「家族」と呼ぶことに反対するわけではないが、母の認識はあって父の認識がない。少数の民族には「父」

の認識がないというが、こちらのほうは無知なのか「制度」なのかにわかに言えないと私は思う。

フロイトに始まる力動精神医学が大きな論争を呼びおこし、精神医学を医学の片隅から文化的世界の広場にひきだしたのは、そしてそれ以外の精神医学が文化的総体の中で力動精神医学に匹敵する地位を与えられないのは、フロイト派にはじまる家族の相互作用の認識、家族の基底にある母子関係の認識によるところが大きいだろう。

しかし、家族は意外に弱い、脆い面をもっている。特に、「会計の社会」(ロジェ・カイヨワ)という、国家やその下部組織が家族を管理し、税や人間を徴収する社会になってからの家族は、社会と個人との矛盾あつれきの戦場になってきた。家族は、ある種の条件にたいしては実に強靭だが、ある種の条件にたいしては実に脆い。そして、内部の問題を処理できないまま抱えこむ。家族は決して万能ではない。たしかに、もっとも親密な人間関係の一つであるが、家族だからしてはならないこと、いってはならないことも決して少なくない。そもそも近親相姦の禁止の上に家族は成立していて、このタブーは人類よりも古いらしい。

## 2

家族を今日の精神医学はまだものにしているとはいえないと私は思う。家族研究がアメリカを中心とする新世界にかたより、ヨーロッパに家族研究が少なく、アメリカに多いのは、新世界の家族の比較的な単純さのためではなかろうか。移民であり、多く清教徒的であり、核家族であり、親戚は遠く、時には外国にいる。家族単位の移民もあるが、家族よりの脱出から個人史がはじまることも多い。研究がしやすいだけでなく、研究者の家族体験も比較的単純明快なのかもしれない。それに目下はなはだしい家族の崩壊が家族の断面をあざやかにみせてくれる。これは、精神病という断面を見ることによって精神についての認識が深まる面があるのと同じことである。

日本の家族はどうだろうか。おそらく家族としての根の深さは、アメリカとヨーロッパや中国との中間にあるだろう。家族研究もやはり中間というべきか。

アメリカのホーム・ドラマにくらべて、日本のホーム・ドラマには、作品としての出来栄えとは別に、どういう印象の違いがあるだろうかと考えてみたい。隣室にいてきいていると、筋ははっきりわからなくて、音声だけきこえてくるわけだが、どれも同じような調子であって、特徴は声の緊張の高さと幅のせまさである。声の緊張の高さは、そのまま場の緊張だろうし、幅のせまさは建前的な発言であることを示唆する。また思いつめた時にことばが発せられる。くつろいだ場面では、家事をする音や近くの家や交通機関の音などがきこえてきて、こういう音の使い方のほうは実にうまい。そしてあまり会話はない。

日本の家族みながこうでないのはあたりまえである。しかし、テレビで放映されて何百万という人がみているのであるから、何か共感するところがあるのだろう。日本の家族のひよわさを後でいうが、安定した家庭にも潜んでいる薄氷感がホーム・ドラマに対する共鳴を生んでいるのかもしれない。実際、われわれは、「家族の話し合いが少ない」とか、「家族でもっと話し合いをしなさい」というすすめをよく聞くけれども、わが国では「話し合いをする」ということは、どうも、それ自体、すでに少し家族としてはふだんの状態ではなく、緊張のたかまった状態であることが多い。これは、職場などの集団でもそうである。日本の会議は形式的でつまらないことが多く、しかもそれで十分活動が進行する。

日本の家庭の特徴をこころみに挙げてみよう。実際はこういう短文では尽くせず、外国の家族研究をわが国の臨床に適用するためには、もっと本格的に特徴をあらいだす必要があるだろう。また、最近のこととしていわれていることが、実は伝統的であることも多いのを知っておく必要もあるだろう。

第一は、家族の規模の小ささである。戦前は、戸籍の上では大家族だったために、核家族は戦後のことであると思われている。実際は、戦前も核家族が結構多く、長男の家に老人が同居したり、独身の子がいたりする程度であるから、今とそうかわらない。戦前の平均寿命は低かったから、老人の同居期間も短かかった。すでに秀吉が「大家族同居の禁」をおこなっており、これは刀狩りなどと同じく、反乱の可能性を減らすためだが、その時から日本の家族は小家族になったのである。小規模家族制を三百年間とにかく使いこなしてきたところに日本の社会の一つの長所があると思う。それは「一家ががんばればその家は二、三代で建て直せることが多い」ということでもあり、日本人の〝勤勉〟の有効性が高く、人々を勤勉に誘う力があったのはこのためである。二百人程度の大家族では、一人が高位に登っても寄食する人の多さのために努力の跡は消える。これに比べれば、わが国伝統の家族制度と戦前にいわれたが、ごく小規模な家族にすぎない。その代り、努力しなければ富豪も三代で亡ぶという認識が江戸初期からあった。「薄氷感」を感じないわけにゆかない生計のひよわさがある。

第二は、家族、特に子どもに対する父親の権威のよわさである。その代り「子ども文化」というべきものがある(ない文化も多いのだ)。これは、江戸時代のオランダ人がおどろいている。最近アリエスというフランスの歴史家は、西洋における子どもの発見は最近の現象であると書いているが、何を以て発見というかによるけれども、日本は江戸時代から子どもを単に〝小さな大人〟とみていなかったといってよいのではないか。オランダ人をおどろかせた一つは、父親が子どもを肩車にのせている光景である。つまり、父親が子どものレベルにおりて遊ぶということである。それから体罰のすくなさで、「日本人はわれわれが子どもにたいして鞭を以てようやくなしとげていることを鞭なしで達成している」などとほめすぎである。佐渡の金山などの特殊なところではいろいろな体罰があったろうが、江戸の家族は子どもにはむやみに体罰を加えなかったらしい。むしろ明治以後、体罰は兵営から始まり、学校が兵営をモデルにしたものになってゆき、一方ではそういう学校や兵営を経験した者が父親になって体罰がひろまったのではないか。だから、体罰を伴うタカ派的教育を〝スパルタ教育〟といい、やまと言葉では表現できないのである。〝軍隊式教育〟と戦前はいったと思う。ほんとうの〝スパルタ教育〟とは、旧制高校などのエリートたちの学校での教育をさしていたはずで、古代ギリシャのスパルタがエリートを早く親から引きはなして集団教育したのを、イギリスの貴族教育が真似し、それを日本の旧制高校が引きついだのである。旧制高校の多くは全寮制であって、スパルタの意味はそれをふくまなければならないものである。ついでながらアメリカにも「ミリタリー・スクール」といって軍隊式教育を売物にしている学校がいくつもあるらしい。そういう教育の需要はどの国でもあるということだ。

第三に、日本の家族は少なくとも江戸期から子どものコントロールに相当苦労している。この時代の『子育ての書』を読むと、「子どもをもって楽しいのは十一、二歳までだ」「もう子育てはこりごりだ」とか「あきはてた」とか語りあっていたらしい。子どもが十三、四になると何が起こるのか。家族内で暴れるということがある。武士の家では刀をもって暴れるので、あぶなくてしょうがないし、外に漏れると「世間を騒がせた」のは家長の責任だとして家長が罰せられたり、家全体が処罰されるから、うっかりした処置もできず、さりとて放置もできない。それから家の金を持ち出し、悪所通いとか飲酒のたぐいに使う。

江戸時代の青春は、どうもかなりの閉塞感、欲求不満をみなぎらせていたようにみえる。

青少年にかぎらず「酒乱」がかなり記録にでてくる。

子どもが家で暴力で親を攻撃するということは、欧米ではごく最近までないにひとしかったようである。わが国では、戦前にもたしかに存在したし、江戸期に遡るものであるらしい。

第四に、外部の力にたいしての弱さが指摘されている。非行少年を持つ家で「自分の家庭に警察が首をつっこまないでくれ」と警察を追い返す（という話を聞いたがそういう）アメリカの親の強さはわれわれには想像しにくい。

いまでも「世間を騒がした」とまっさきに問題を起こした人間の家族が詫びる。これは、日本以外では考えにくいことらしい。戦前の父親は、借り物の軍国的なイデオロギーを子どもに吹き込むことが少なくなかった。これは内に対して世間の代弁者になってしまうことである。その他家庭教育の場面で外部の権威に頼る傾向は今日にはじまったものではないようだ。

第五に、近所付き合いあるいは職場付き合いに独特のむつかしさがある。

以上のようなことが頭に浮かぶ。すべて従来から指摘されてきたことである。しかし、しばしば忘れられる。まったく新しい現象として考えるほうが、取り組む勇気が出るともいえようが、過去についての錯覚のために不必要に深刻になる場合もあるだろう。

日本神話を見ると、高天原ですでにスサノオが家庭内暴力をふるっている。そもそものはじまりからあったことだ。父母はイザナギ、イザナミのはずだが母は亡く、イザナギも姿を現わさない。この夫婦の神は、できのわるい子を捨てた〝前科〟があって、これも気になる。もっとも、江戸期には「できのわるい子ほどかわいい」という感性も出現するのだが、とにかくスサノオの暴力に神々がなすところを知らないのは、今の精神科医から家族までと同じだ。姉のアマテラスは隠れるのだが、外の評判を気にしており、相手にされないでほうっておかれるのがどうもこわいらしいのは不登校の子どもの多くみたいだ。日本のモデル男性像と女性像の始まりがすでにこうなのである。こう考えるとわれわれも少し落ち着くかもしれない。スサノオは追放されてから現実原則にのっとった生き方を発見し、結婚して家庭を持つのが救いである。

## 3

日本が変ったということはよくいわれるが、実は事柄によって区々である。生活用具は、大体応仁の乱以後高度成長期まで変化していない。ということは、私は十五世紀にタイム・トラベルしても、石臼をひき、つるべ井戸で水をくみ、鎌で稲をかり、雨がふれば尻はしょりしてはだしで走ることが自然にできるが、私より十年あまり若い人はできないということである。私は五百年目の変化に遭遇したわけだ。服装は明治で大変化している。

食事は、いろいろな国のものをとりいれたが、江戸時代後半の食事がまだ幹になっているのでないか。法律や商習慣は明治以後一新したようだが、問屋制度を初め流通機構と法律の実施方式（一罰百戒、情状の重視、法の弾力的運用）は大岡越前守以来のものであり、消防制度や隣組にも江戸伝来の構造がある。「世間を騒がす」のが罪だというのも江戸以来のものである。

家族で変化したのは、戦後には病院で出産するのが普通になり、お産による母親の死亡が激減したこと、産児の少なさと青少年の病死の減少、教育期間の延長、家事労働の軽減、海外旅行経験の激増（年四百万人以上（一九八四年当時））、長寿のために子育て以後の夫婦単位の生活が非常にながくなったことである。労働時間は、ほんとうに以前より短かくなっているのだろうか。父親が夕食の席にいることは戦前では普通だった。家に客がこなくなったことも、もっと注目されてよい変化かもしれない。電話の普及による部分がかなり大きいと思うが、家庭の密室性は高くなり、子どもの人間体験は限られてきた。両親が成人男女のすべての面のモデルになるのはできないことだ。今の子に結構「お客さん好き」が多いのは自然だろう。

離婚は、夫婦が共にいる期間の増大を考えに入れれば、依然低い。一番離婚の多かったのが明治中期であることは、最近ようやく常識となった。お産による母親の死は激減したので、実母を知らない子は少なくなった。ヨーロッパでも最近まで一人の男が妻の死を二回あるいは三回経験する場合が少なくなかった。女性もそうであったろう。単身赴任は戦前も決して少なくなかった。兵士や海員をかぞえ入れればさらに多かったろう。しかし、引っ越しをくり返したほうが多かった。ただ、そういう層はホワイト・カラー中心であるから、総数は少なかったはずだ。九割が農民だったのである。

結婚制度は農民では江戸の中期に一度大変化しているらしい。それまでの若衆組をへて恋愛中心の結婚から結婚前の（女子の）禁欲と見合結婚に変化したという。武士の結婚制度が農民にはいってきたらしい。現在の形の結婚式は神式もふくめて明治以後の発明である。現状は、過去への復帰と見ることもできる。

## 4

家族と治療との関係にはいろいろな面があるが、何よりもまず家族は心理的に巻きこまれざるを得ない。病人の家庭の雰囲気はふだんと大きく変る。家族の一人ひとりもふだんと違った心理状態になる。〝家族精神医学〟では、「家族こそ病気にかかる」のであり、病人はその家族の〝症状〟であるというが、こういう見方は、いささか極端に思えるにしても、臨床上教えられるところの少なくない観点である。実際、治療には、家族が常に問題となる。軽い病気でも患者が治る時には家族の誰かの何かの変化が起こるようだ。長びく場合や、重い病気では本人もだが家族もなかなか変らない。家族は変化してやまないシステムだといったが、家族の誰かが病気の間は変化がとまっているという印象がある。病気という現象には、繰り返しという要素がはいっているからだろうか。実際、数年、十数年にわたって同じ叱言、同じ愚痴、同じ成功しないやり方が続けられることが多い。ついには、別のやり方がそもそも考えられなくなる。こういう場合、停滞を破るために、家族の中に外から異質な要素を導入するとよいことがある。そういう意味で、家族に出入りする親戚や友人の力が大きい。オジオバ、特に母方のオジオバが重要なことが多い。こういう治療の「支援組織」(サポート・システム)を構想する時、やはり日本の家庭の、各自がせい一杯努力してようやく維持しているひよわさ、ちいささ、そして孤立しがちな点を思う。日本の家族は思いつめやすいといってよいだろう。欧米の場合には教会が依然として軽視できないサポート・システムである。「隣人」という概念も聖書にあるように単なる隣近所の人という意味を越えたキリスト教的概念で、愛の対象とされている。万事がうまくいっているとはいわないが、しかし、あるとないとは大違いである。

最近サリヴァンの伝記の訳が出たが、それによると彼の少年時代にはアメリカでも心中が多かったそうである。日本人の「近代的自我」が弱いので心中は日本独特の現象となっているというもっともらしい説も、これではあやしくなる。しかし、そこからアメリカは非常に努力して一般への理解をひろめ、サポート・システムを作っていったのである。カーター前大統領夫人の七七年度世界精神衛生保健大会報告によると、アメリカで七割の精神衛生的救援は非専門家によってなされているという。華僑社会では二百人におよぶ大家族の相互扶助システムがある。われわれには何があるのだろうか。当事者がきめ細かに手をぬかずにこつこつやってゆくことと、公共福祉を前進させ、社会全体がとり組んでゆくこと以外に私には思いうかばない。

（兵庫県精神保健協会誌「心の健康」三九号　一九八四年）

# II

# フクちゃんとサザエさん

## 1

長い連載家庭漫画の登場人物がなぜ年をとらないのか、とふっと思った。

登場人物を永遠に成長させないという独創は、横山隆一の「フクちゃん」に始まると思う。それから戦後の長谷川町子の「サザエさん」。いずれも数十年間、新聞に毎日連載された。そして、あきられることがなかった。今でも「サザエさん」はテレビでやっていて、老人から幼児まで観ている。これだけの世代が共有できるテレビ番組といえば、なかなかないのではないか。

フクちゃんとおじいさんのやりとりで、戦争をはさむ数十年を飽きさせなかったのは、横山隆一の天才的着目であったろう。また、サザエさん、その夫、おさな子、父親、母親、弟、妹は、今夕も永遠のドタバタを演じている。この支持率はどうしたことか。

私は気づいた。家庭の今を永遠にとどめたい人たちがずいぶんいるのだな、と。

ある時期、そう、たとえば子どもが小学校の三年ぐらいで、まだ塾だとかなんだとかいうことを学級の誰も言いはじめないが、子どもの世話焼きの手のほうはぐっと抜けるというとき、とか。あるいは、子どもが皆高校生で、ユーモアやジョークで親の仲間入りをする時期とか。あるいは、もっと小さくてかわいいいっぽうの赤ん坊と若夫婦だけというときとか。

しかし、こういう一家の様相も一年たてば、すっかり変わるだろう。高校生はすぐ大学に入って遠い町に行くかもしれない。あるいは浪人して、家中が腫《は》れ物を触《さわ》るように彼を扱うことになるかもしれない。長女は会社に勤めて、なぜかを言わないで帰宅が遅くなる時期が来るかもしれない。赤ん坊は反抗期に入って憎たらしくなるかもしれない。

刑務所の中の人間模様を描いた『塀の中の懲りない面々』(安部譲二)という本の中に、ある受刑者が「自分たちはもう五歳までに親孝行を済ませてある。あの年まで親を喜ばせてあるから」という意味のことを言って一同を納得させる場面があるが、一理はある。江戸時代の『子育ての書』には、親の立場からだが、「子を持ちて楽しと思うは、十一、二までなり。それからは、子を持つに飽き果てたり」などと書いてあるから、これは今に始まったことではないようだ。

「サザエさん」に登場する子どもたちの年齢は実によく選んであると感心する。カツオくんの学年は五年生で、その妹ワカメちゃんは三年生だそうである。「ドラえもん」に登場する子どもたちの学年はわからないが、三年生から五年生までの感じである。ちょうど、集まって一人遊びをするという段階から、一緒にルールに従って遊ぶ――協力し、妥協し、競争するという、アメリカの精神科医サリヴァンが「児童期」（入学から八歳ないし九歳までの時期）に身につけることが望ましいと言った、まさにそのことを、「ドラえもん」の子どもたちはやろうとしている。やろうとしてしくじったり、うまくいったりである。

ついでに言えば、サリヴァンは、この時期の子どもが引き籠って（建設的夢想とはちがう）白昼夢にひたることがあって、それは好ましくないと言っているが、〝負け犬〟ののび太はいじけるたびに白昼夢に引き籠る傾向がある。そこで、一時この白昼夢につきあうように見せ掛けながら、現実に引っ張りもどすのがドラえもんである。ドラえもんは、彼の将来を心配する未来から送りこまれた、のび太に現実原則を教える機械である。

なるほど、ドラえもんは、いかにも子どもの夢想に沿った、子どもに都合のよいようにことの成り行きを曲げる小道具を持っている。もっとも、「どこでもドア」とか「タケコプター」のような、「ドラえもん」を漫画たらしめている基本条件のようなものは別として、虫のよい空想は実らない。フェアでない小道具を乱用すると結果が使わないよりもさらによくないようになっている。これは、現実が「甘くない」ことを子どもに告げなければならないと思っている大人たちをも安心させ、だから、この漫画を親が買って与えるという仕掛けになっている。

だが「ドラえもん」は、子どもの夢想を誘うだけではない。子どもが小学生か、それ以前の時期、親たる自分も若く、たとえ貧しくとも屈託のなかった時期を永遠たらしめたい気持ちを親も持っているだろう。「ドラえもん」が始まったころ親になった人は現在五十歳以上になっていようか。その年齢の人の郷愁を誘うかのように、のび太たちの住む町は、れっきとした東京の住宅地であるらしいのに、土管などを積んである空き地やドングリの実の落ちていそうな裏山がある「特別な場所」である。

## 2

小学四年以後になると子どもには知力や親の経済力等による選別の圧力がいやおうなしにかかってくる。

やがて、親のほうにも、子の教育費の負担と、老いてくる自らの親の面倒と、自分の職場での責任増大（あるいは家庭経営の複雑さ）がのしかかってくる。政府の発行する国民生活白書でも、三十五歳から五十五歳の時期が負担のいちばん大きい時期としていた。そのうえ、個人が病気を持つ確率は四十歳を越えると急に増すので、自分と親の二世代の医療費が増大することも見込まなければならない。家計にもっとも大きな影響を及ぼすものは、住宅を最後にして物質財でなくなり、今後は教育費と医療費となると思う、アメリカがすでにそうであるように。

それは同時に、家庭経営の立場から言えば正念場であり、時には前進の機会でもあるのだが、こういう転換期に直面すると、親のほうにも幻想の中に逃げ込みたい気持ちが働くようになる。

親子のきずなが、親子の成長の足を引っ張る形を取るのは、こういう転換期であると私は思う。親子の分離がうまく行くかどうかを決める因子の一つには、こういう時期に、親子が現状にしがみつき、さらにはもっと以前の状態に戻ろうとするかどうかによる。親子のきずなが幼年時代にどうであったかということも重要であるが、それは大人になるまでに修正される機会がいくらもある。

そういえば、「サザエさん」の家族構成は現実にめったにないような構成であって、あれは、うまく、転換期的な年齢の構成人員がいないようになっている。そのためにか、かなり不自然な家族構成なのだが、読者は、あまり気づかないようだ。あの家族構成には不安をそそるものがないからである。両親は五十代かそれ以上であるらしい。それにしては大変小さい子がいるのだが、子育ての責任は、うんと年長の姉サザエさんが分担している。この姉は既婚で、その夫と父親との家計分担は不明だが、父親が倒れても幼い子どもが路頭に迷うことはなさそうだ。夫の家族は全然出てこなくて厄介がない。世代間境界が不鮮明であるが、ある序列はあって、しかも世代間のギャップが最小になるようになっている。

そして、思春期の少年少女がいない。登場人物の年齢を十年上げてみると「サザエさん」の世界は成り立たないのである。

「フクちゃん」になると、おじいさんとフクちゃんの二人である。祖父と孫二人だけの所帯はかなり悲惨なはずだが、漫画は生活的なことが一切出てこないようになっている。祖父と孫という自立が問題でない二人世界での永遠のたわむれがある。

この現実離れが世に迎えられたのには、戦争の足音が響いてきた時期ということがあったにちがいない。「サザエさん」は世相的なものをいろいろ小道具に使っているが、フクちゃんの父母を登場させたら、時代を出さないわけにはゆかなかったろう。なぜ父親が徴兵されないのか、母親が「愛国婦人会」に入らないのか、と。

## 3

家庭の歴史は、一様な流れではない。定常状態が数年続いたかと思ったら、一年一年が変化、転換の年だという時期が来る。死を例にすると、平均して数年に一人ずつ死者が出る家庭よりも、十数年あるいはそれ以上も死者が一人もなくて、それから数人の死者を一、二年の内に出すという家が多い。家族の年表を描くとよくわかることだ。子どもの巣立ちも同様である。ただ、自立といっても、生理的に大人になる思春期から、心理的に大人になる時期、さらには社会的に大人扱いをされる時期、経済的に自立できる時期、結婚による自立がある。結婚によっても自立できない人もあるが、子どもを授かること、親の死に目にあうことなどは、さらに一段階上の精神的な自立の機会となる。

これらが一つ前の世代、つまり親たちの孤立化と平行して進行する。実際には、子どもにとっても自立は孤立につながりかねないが、親の側でも、孤立は自立（子への依存などからの自立）でもある。このように、両者がもつれあって進行する。特に双方が同時に転換期に遇った場合には、現在を永遠化したい願望が、親子のきずなを現状固定に向かわせる。現在を永遠化したい願望が普遍的にあるのは、漫画の人気を見ても推察され、それ自身はあっても自然だが、そこから、親子二人での退行が始まることもあるわけだ。

子どもの自立への動きは、なかなか察しがたいことがある。生理的な巣立ちの準備は女性では初潮という形をとって親にもわかるが、男性では曖昧に処理されることが多かろう。心理的に大人になるのは一瞬のことではないが、親がはっとそれに気づく瞬間というものはある。それは、子どもがそれまで稚魚のように透明だったのが、にわかに不透明になって、何を考えているのか、わからなくなるのに気づくという形を取る。子どもの考えはすっかり見通しだと考えている親は、この時期からは良い親というよりは侵入的な親となる。不可侵の自我を持つことは不可侵の秘密を持つことである。

思春期の神経性食思不振症を、性とならんで大きい欲望である食の自立の障害ととらえたのは、滝川一廣（『思春期の精神病理と治療』一九七八年）の卓見である。この年齢の子は、家庭からの食卓離れを起こし、おそく帰って一人食べるとかする。とにかく、家庭での共同食事ということに重きを置かなくなる。食の「初体験」として初めての外食——友人の家で御馳走になるなど——もこの時期に起こり、貴重な体験である。ところが、神経性食思不振症の子は、この時期に自宅での食事にこだわりだす。自宅でも三度の食事以外だと摂食できる子が少なくないのが臨床的事実である。

また、この病気の子に共通な「自らへの恃《たの》めなさ」をも滝川は指摘している。跳ぼうとはしても跳べない子だ。

こういう逆行が、しばしば緊張の高い、楽しくない食卓で起こる。たとえば、権力を持つ祖母が作る、ちょっと閉口な揚げものをみんなして全部食べなければならないとか、父が大変な偏食家でいちいち食事にケチをつけるとか、父の浮気を母が知っていながら黙っていて食卓に異様な雰囲気がかもしだされている、とかである。

おそらく、子どもの自立という過程において、親のすることは、積極的に自立を促すことなどよりも、道を塞いで自立の邪魔をしている石を除けてやることのほうがはるかに重要であろう。自立を促すといって武道をさせたり、ジョギングをさせたりしているスパルタ主義の父親は、そういう形で世話を焼いて、自立の前途に立ち塞がっているともいえる。つまり、実は邪魔をしている石であったりする。そのほか、よく目にするのは、親が子どもを〝ゴミ箱〟代わりにしている場合である。というのは、親がグチのこぼし役に、ある一人の子を選ぶことだ。父親についてのグチを母親が長女にこぼす、とか。これは大人扱いではない。こういうおとなしいグチの聞き役が後に精神科の病いになる確率が高いように私は思う。子が親に同情して身を入れて聞くほど害が大きい。子どもからすれば、親を動かすこと、すなわち事態を変えることはとてもできない相談である。うまく逃げる子はよいのだが、この役目に甘んじる子は無力感を持ちながら成人世界の裏側を熟知してゆく。こういう親を見捨てて一人立ちするのはいけないことのように思い、そして成人の世界は皆みにくいと思う。こうして、通常の成人へのコースに足を踏みだすのが遅れる子は多い。親なしには生存してゆけないことを知っている幼年期から出発するので、子の親への気づかいは大変なものである。親の子への気づかい以上かもしれない。この、子の親への気づかいが、子が安心して大人になるのを妨げていることのほうが、いわゆる過保護よりずっと多いと思う。

過保護という言葉は、むしろ逃げ口上に使われることが多い。よく聞くと、過保護どころか、保護のひどい薄さに気づく。子も「過保護」と親から聞かされているので、自分は過保護で育ったと思っているが、ちょっと突っ込んで聞くと、安心感を持てない状態がずっと続いていたことがわかる。過保護とは多分、不安を伴った育児のことだろう。保護されたいという親の思いが、子を保護しているという思い込みにすり替えられる。こういうすり替えは実によく起こるものだ。こういう親は、われわれに向かって、まるで他にはそれ以外には考えられないかのように「では放っておくとよいのですか」という。このことばは、親自身のよるべなさと、それへの鬱憤を表わしているのだと私は思う。

このようなきずなは病的なものをふくんでいて、子が大人になるのを妨げる。

こういうふうに子を使ってしまうことは、誰にも間々あることだ。そういうことを断念すること、いわば子に甘えないことに親の成熟があるのだと思う。気づかいと同じく、子も親に甘えるが、けっこう親も子に甘える。親の子への甘えのほうが自覚されにくく、指摘されにくく、病的なことが多いぐらいだ。

母親の甘えを断ち切るかのように、苦しい自立の道の時期にヒゲを立てる男の子が多い。子との距離はひらき、大人同士の関係になるきっかけができる。子どものヒゲを剃らせることには慎重になったほうがよいと私は思う。ほんとうに「去勢」行為になりかねないからだ。大人同士でも、妻を母親代わりに甘える夫はけっこう多いし、アルコール中毒によくみるのだが、治る途中でヒゲを立てた人は大体あとがよいようだ。剃れという〝剃毛圧力〟に抗しつづけることは自我の強さを試みる機会だろう。

若い女性が皆に愛《め》でられていた長い黒髪を短くするときも、自立に関連した転機のように思う。「もう私は見られる一方の〝女性〟ではありません」ということだろうか。しかし、「女が髪を切るとき」の心の秘密を明かしてくれた女性はまだいないので、このことはおあずけにしよう。この秘密を守ることが彼女の自我の強さを試す大切な機会かもしれないから、うっかり聞かないほうがよいだろう。もっとも「あんな立派な髪を」と惜しまれても彼女らはふつう謎めいた微笑を洩らすだけであるが――。

（「児童心理」六月号 一九八七年）

**文庫版への付記**――フクちゃんは若者が兵士にとられる時代のマンガであった。サザエさんは一九六〇年代の永遠化である。だから無際限に続くのである。

# 漫画「ドラえもん」について

## 1

「ドラえもん」という漫画は藤子不二雄というペンネームで二人の漫画家が描いているのだそうである。

テレビでも毎週放映されている。聞くところによるとタイでも人気が高いそうである。

私もいつの間にか全シリーズを読んだ。それも一度でなく、二度読んだのもある。

二度読ませるというのは、多分細部に手が抜いていないからに相違ない。それに二人で描いているのが、この場合、力を発揮しているのだろう。独りの発想では出ない立体写真のような力である。

## 2

「ドラえもん」にでてくる登場人物は、何年生だろうか。皆さんはどう思われる？　私はどうも三年生、せいぜい四年生だと思う。

どうして、そう思うかというと、ある年齢までは子どもは集まって遊んでいるように見えても、実際は集まって別々のことをしている。たとえば、一緒の場所で本を読むといった具合だ。集団で遊びをするためには、ルールに従わねばならないし、折れあわなければならないし、競争の結果、負けることも覚悟しなければならない。共同で力と呼吸を合せてしなければできないこともたくさんある。

サリヴァンといえば、七〇年代に再評価が行われてアメリカを代表する先駆的大精神科医ということになってしまったが、自分のことを題材にしているフシの多い精神科医で、特に発達論はそうだ。その彼が、児童期——といえば小学校入学から八歳半までだというのだが、これは彼自身の場合がそうだったからしい、とにかく、児童期において身につけねばならないものは、協力、競争、妥協の三つだといっている。この時期には、学校という社会に加入して、家庭教育でのゆがみが是正される大きいチャンスがあるともいっている。家庭で通用したことが、学校社会では通用しないことを身を以て味わわされる。だが、この時期の子は、まだ、自分の満足と安全が第一で、自分以上にその人の安全と満足を重要視する「愛」は次の前青春期にならないとでてこない。また、この時期に手ひどい目にあいすぎた子は、夢想、それも前向きの「建設的夢想」でなく、退行的夢想にはいりこんでしまうが、これは非常に心配な道だと言っている。

彼の児童論は大約これだけである。自分は児童期がないも同然だったので、いくら臨床観察で補えばよいといっても、書いているとどうもむなしいという意味のことを言っている。「私・精神医学」者らしい言い草である。

私もロクな児童期を送らなかったけれども、サリヴァンの言っていることには基本的に賛成である。彼の体系の他のどの部分にもまして賛成なくらいだ。

さて、「ドラえもん」であるが、私が三年生だという理由は、まず、ちょうど、集団の中での独り遊びと、協力、競争、妥協にもとづいた仲間遊びとが混在しているからである。四年生だと、もう、現代では、学歴による選別のにおいが漂って、子どもは遊び場から遠ざかりつつあるからだ。一年生は学校社会への適応期で、まだ独り遊びだと思う。二年生ならありうるので、二年と三年の間というのが、いちばん当たっているだろうか。

まだ、皆自分中心である。のび太のしずかちゃんへの御執心だって、サリヴァンのいう前青春期の特徴である「自分の満足と安全よりも相手の満足と安全を優先させている」場合は一度もない。

のび太は、成績が悪いだけでなく、集団競技ができないのが目立っている。彼は児童期に入ろうとして苦労している子だ。こういう苦労は、子どもがある時期に皆するもので、だから、のび太を自分と思う（同一視する）子どもが多くて、この漫画が人気があるのだろう。そういう意味で、この漫画は教育的なのである。

のび太は、しかし、独り遊びである「あやとり」という「スキル」では断然他を引き離している。これは彼が独り子であるために研いた腕だろう。それに、あやとりは「見立て」であるから、空想力がある子だ。彼が、空想の世界に逃げこんでも、学校社会での弱者として不思議ではない。そこで、彼には「ドラえもん」が必要になる。ドラえもんは、彼の空想の代わりとなる。よしよしといろいろな万能機械を出してやるのだが、のび太が現実世界で敗れた時に求め、ドラえもんが出してやるので、これは実に逃避的空想の出てくる時をぴったりとらえているものだと感心する。

ドラえもんの出す機械を使えば、ルール違反になる。なるのだが、誰も文句をいわない。それどころか、機械を欲しがり、うばいもする。のび太が使おうと、他の誰が使おうと、独り占めして乱用したら最後はロクなことにはならないか、皆が現実にはありえないほどの調和性で遊ぶことになるか、どちらかである。前者は、現実原則を裏から教えるもので、多分、ドラえもんは、のび太を、児童期の現実原則にみちびき、空想の世界に退却してしまわないようにと、未来世界からつかわされたのだろう。

ドラえもんが機械を出せばかなわないのだから、そんなのび太は最初から相手にされないはずだが、それがそうはなっていないのは、まず、彼の機械に匹敵する力を持っている金銭というものを後ろ楯にしているスネ夫がいる。児童期の子どもの世界で金が力をふるうのは、大人の世界にもまけないくらいである。もう一つは腕力で、これはジャイアンという子が持っている。三者は釣りあっているのだ。逆にいえば、ドラえもんの機械は空想を刺激して、あまり金と力のない子ども（といえば大方の子どもだが）の心をくすぐる力を持っている。

のび太の家庭は、現代の都市の平均的家庭の戯画である。父は弱く、母は常同的にガミガミという。しかも、のび太は独り子なので、昼寝とあやとりに逃避しないわけにはゆくまい。ここで、ドラえもんは、この家庭をひっかきまわして、結果的に新風を吹きこむ「トリックスター」的な役割をしている。そういう意味では、ドラえもんは、オバケのQ太郎の後継ぎである。Qちゃんは、家庭のトリックスターであったが、あの漫画の視野は家庭からあまり出ていなかった。家庭の外にうんと広げたのが「ドラえもん」の独創だろう。

三年生である理由のひとつになるかどうか、わからないが、子どもの考える自分の将来は、われわれの考える未来社会くらいに遠いものである。子どもの時間の長さに気を付けて精神療法をすることを勧めたのは、ミルトン・エリクソンで、子どもに二カ月先のことを言う時に、子どもにとっては、それは遥かな先ということです、それを考えて言いなさいと言っている。だから、時々、やってくる未来社会の、のび太の子孫は、実は自分の成人した時代からやってくるのだ。

しずかちゃんは、一見優等生のようだが、しょっちゅうオフロにはいっている。よごれを病的に気にする不潔恐怖の持主かもしれない。あの家庭は、たいへんキッチリズムの家庭だ。しずかちゃんは息が詰まるので、浴室でしかくつろげないのかもしれない。のび太の家とは対照的で、のび太の母親はガミガミいうが、抜けているところがあり、父はとぼけた人物である。しずかちゃんがのび太にひかれるのも、ふしぎではないわけだ。また、彼女には同性の友人がいない。いささかオテンバであるわけだ。オテンバは、のび太みたいな「女の腐ったような男の子」と一緒にいて、お互いに得るところがあるらしい。そういう組み合わせが結構ある。のび太は単に同情されているだけではない。しかし、のび太のような子は、たまに成功した時「のび太さん、すてきだわ」といってくれるしずかちゃんのような子をいつも空想しているものだ。

ジャイアンの母親は腕力で子どもを服従させている、単純なところが取柄のオバサンだ。家にあまりいないところをみると、パートではたらいているのかもしれない。父親が二度ほど顔を出すが、ヒゲがあったりなかったりする。ない時は強力な母親に剃られたのではなかろうか。ジャイアンはハラッパの餓鬼大将だが、そこに彼の誇りはない。将来が学力と金力の世界で、そこからは自分が取り残されることが本能的にわかっているみたいだ。だから、彼は歌謡曲に、彼の妹は漫画に将来の夢を託している。実際、この二つは、そういう家庭の子の夢想する将来である。彼はハングリーであり、実際、いつも何かに飢えている。特に友情にである。

彼と釣り合っているのが、スネ夫である。彼は、親の金と地位のために将来を保証された子どもだが、それはそれで大変だ。将来を彼は自由にできないし、さしあたりも親の愛情は金銭や物質や権力による便宜の形でしか与えられていない。彼がいかにも飢えた顔をしているのも、陰湿なイジメッコであるのも無理はない。

彼等は、そして、いつまでも年を取らない。永遠に遊びを繰り返してゆける点が、成長に迫られている子どもたち読者にはいちばんうらやましいことだろう。永遠に年を取らずにすむならば、あの年齢がもっとも良いだろう。かりに六年生や中学生になった彼等を想像してみたら、微妙な釣り合いはうしなわれているはずだ。

大人にとっても、「ドラえもん」は郷愁である。この漫画は現代に題材を取りながら、ちゃんと、遊び場になる土管などが積んである、いかにも空き地らしい空き地があり、裏山まである。結構深い裏山で、市街地に接してそういうところが現実にあるかどうか。家もかなり保守的な構造である。中年から初老の人間にとって未来に押しやっておきたいものが未来におさまり、すでにない空き地や裏山がある「ドラえもん」は、大人の心をくすぐる力を持っている。

結局、この漫画が受けいれられているのは、子どもと大人の空想にぴったり適合しながら、現実離れをすっかりしない程度にたずなを引きしめている点にあるのだろう。

（未発表　一九八七年）

文庫版への付記——近くに森があり、土管のおいてあるドラえもんの世界はわたしの世代の原風景である。サザエさんの背景とともに今後も変わらないであろう、この漫画が読まれているうちは。

# 「つながり」の精神病理——対人相互作用のさまざま

人間と人間とのつながりは、常識が考えるよりもはるかに複雑で奥行きと広がりがあり、また生ぐさいものである。

私は多少ウエットな感じの「つながり」という言葉を中世的な「相互作用」といいかえたい。人間関係はかならずしも連係ではない。

## 1

相互作用の中には本人の意識に上らない「サブリミナル」なものがたくさんある。女子学生の寄宿舎では月経が同期化する。母子でも同じ現象がある。月経中の女性の汗を鼻の下に塗ると他の女性に月経が誘発されることが今ではわかっている。とくにこの力の強い女性がいるという。

これは、生態学でフェロモンというものだろう。成人女性の匂いは、一般に成人男性にも種々の変化を起こすらしい。たとえば髭の伸びを速めるとか。匂いをはじめ、異性の存在に伴うものは一般に強い精神作用を持っている。神経症病棟は、男女混合のほうが治りが速い。同性はいかに親友でも長期の同居ではトラブルを起こしがちだ。会議も女性が加わると円滑に進む。

より広い集団でも、サブリミナルな相互作用がうすいスープのように全体をひたしている。ミツビシ・マン、ミツイ・マンという言葉があるように、商社や銀行の人たちは、初対面の相手でもどこの会社の人かがわかるらしい。伝統的なものを残している地方に行くと、ずいぶん小さな地域の差を区別していて驚く。

これらの基礎には従来から、「刷りこみ」という出会い頭に一瞬に起こる「取りいれ」と、「条件反射」という徐々に起こる「取りいれ」の二つの生態学的機構とが考えられてきた。意識的・無意識的な模倣は、条件づけによって「取りこまれ」、習慣になる。さらに、今述べた、より生理的というべき臭覚、温度覚などの意識されない物理化学的情報伝達が底にある。これは作り付けというか先天的機構である。

われわれが人を忘れがたく思うとき、しばしばこの水準のつながりが働いている。なにげないしぐさ、そこはかとない香りが数十年をこえて旧知を認知させる。クラス会で、実際の年齢より若く感じあえるのは、「刷りこみ」された匂い的なものも、しぐさ的なものも、声の特徴もあるだろう。こういうパターンは指紋と同じく年齢を超越した個体認知のインデックスであり、記憶にいたる鍵である。その機微は、マルセル・プルーストの『失われた時を求めて』の随所にある。

家族成員間の相互作用の深さはまだ測深できない。名古屋市では、ある年に生まれた赤ちゃんを一斉検診して、その後を十数年間追跡調査しているが、ひきつけを起こした子どもとその家族の脳波を調べた研究（山村均）では、子どもの脳波は明らかに父親よりも母親に似ている。実は私の家族でも、私だけが脳波的には（にも？）孤立していて、妻と三人の子の脳波はきわめて類似している。父とくらべると、母と子の相互作用は、すでに子宮内から始まり、思春期まではるかに密接である。微妙繊細、持続的で濃密な相互作用がこのような同調を生むのであろう。脳波は影の影に過ぎない。測りしれない深さに何が潜んでいるのだろうか。

## 2

このような人と人とのきずなは、いつ生まれるのか。年齢に従って消長するらしい。たとえば、同一言語を母語とする――これはいうまでもなく強いきずなだ――集団への加入は八歳くらいまでで、その後は不可能ではないが意識的努力が必要で過程も緩慢になる。国籍などを超越した友情は、一九八〇年代の日本では二十歳あたりが自然成立の境界線らしい。それまでに成立した友情には、背中に国旗が翻っていない。神戸あたりでの日常見聞だ。それ以後だとどうしても「日本ではね……」「われわれの文化じゃこうなんだが……」という文化的ステロタイプから逃れることは、私の体験でも見聞でも意外に難しい。

食事はどうも三十歳あたりに限界線がある。文化人類学者には異文化の中にはいって長期間生活する「フィールド・ワーク」が欠かせない。しかし、三十までに国外に出たことのない人は現地食に馴染みにくく、三週間もすると、のりまきや大根おろしやみそ汁が目の前にちらついて困るという。それまでに一つの外地食に馴染んでおけば方々の現地食が苦にならないのだから、三十歳くらいに日本食との排他的なきずなができあがるということだろう。

### 3

精神科医は、三十歳くらいで人間の人格が固まるとよくいうが、食事習慣の固まりと人格の固まりとは深い関係があるだろう。食事は味覚だけでなく視覚や臭覚、触覚、さらに香辛料の一部には三叉神経を介する痛覚が参与し、重量感、内臓感覚、食卓の対人感覚、過去の個人的・集団的体験、知識、雰囲気、儀式も大きな意味を持って参加する対人的な事象である。文化人類学者が異文化と接触してまず行うことは、共同の食事である。

確かに三十歳を過ぎると、人格は可塑性をかなり失う。解体を起こしにくくなる代わり、根本的変革も起こりにくい。実際、人格の解体を起こす型の統合失調症は三十歳を越すと少なくなる。深く患者の内面にかかわる正統型精神分析は、三十歳を過ぎた人にはあまり適応でないといわれる。精神科医の笠原嘉は、絶望している若者に、とにかく三十まで生きてみなさい、あなたの中で何かが変わり何かしら生きやすくなるから、と助言する。三十を過ぎた人同士のつながりは、相手の人格を一応完成したものとして認めあうところに成り立つ。もっとも、一般に人間改造などということを軽々しく口にすべきではないと私は思う。結婚に際して、妻は夫を、夫は妻を、自分の理想に仕立てなおそうと意気込む人が少なくなかった。これは特に男性の場合ピグマリオニズム――人形愛――に通ずるものだと思うが、失敗すればまだしも、うっかり成功すると目も当てられない悲惨なことになりかねない。

三十を過ぎると、外的・社会的なつながりの比重が増大し、職場や社交が前景を占める。しかし、社会生活に必要な人の名前や肩書や誕生日の記憶の衰えの自覚もこのころに始まる。

## 4

ここまでで、人と人のつながりの縦軸と横軸を展望した。まとめると、非常に強い相互作用を営む時期が何度かあり、その間に比較的弱い相互作用が主である時期がはさまっていることに気づく。強い相互作用の時期の最大・最重要なものは、子宮の中にいる時期から満一歳までである。二歳半から三、四歳までは、比較的弱い相互作用の時期であることは比較的弱い相互作用で通過したほうが次に進みやすいようだ。トイレット・トレーニングの時期は比較的弱い相互作用で通過したほうが次に進みやすいようだ。それからエディプス期とも第一反抗期ともいわれる時期がきて、その強い相互作用の中で獲得される重要な二つの宝物は、成人的なコミュニカティヴな言語と三人関係とに対処できる能力である。次にフロイトが潜伏期とよんだ学童期が来る。この時期に強い相互作用を主とする子は少数派で、その後の精神健康がやや気づかわしいが、例外的に優れた創造的な人物となることもある。だいたいの子は、弱い相互作用が中心になる。それは、次の青春期のための重要な準備期間で、青春期にはいると感覚もするどくなり、あらゆるレベルの強い相互作用が営まれる。いや、ここでは強い相互作用を求める強烈な傾向があるといったほうがいいだろう。愛にめぐまれなければ、憎悪であっても運動暴発であっても非行であっても、この時期の人には弱い相互作用よりもはるかに訴える力を持つのである。それからまた、弱い相互作用の時期が来る。かつての、奔放な旧制高校生から取り澄ました旧制大学生への転換は、しばしば急激な変化であった。非行からの離脱も同じく急激でありうる。結婚への勾配は弱い相互作用に向かうゆるやかな下り坂である。この下降が起こらないかそれに抵抗すると、「永すぎた春」や相手を変えつつ恋愛を反復することとなる。結婚後しばらくの相互作用は、強いが単純な祝祭的相互作用で、一過性である。それは妻の妊娠とともにゆるやかに終わり、三人関係に対する成熟度がここで試練に遭う。

強い相互作用とその結果人格変化の発生する場合がこれ以外にある。それは、精神健康の悪化に伴い、本人と家族、あるいは本人と治療者、さらには治療者と本人の家族とのあいだに営まれる強い相互作用である。実際には、対人相互作用、特に強い相互作用の研究は、もっぱら治療関係、特に精神療法的治療関係の実践を通じて行われてきた。その最も真に迫った叙述は、アメリカの精神分析医ハロルド・フェロー・サールズ（一九一八―）の論文集から読みとられるだろう。

## 5

これまで「対人相互作用」「強い相互作用」「弱い相互作用」という言葉をはっきり定義せずに使った。対人相互作用という言葉は、大体わざわざ定義などせずによく使われている。後二者は、物理学の用語からの私の拝借である。

対人相互作用の前提は場の形成であり、相互作用は一種の波長合わせ（チューニング・イン）が不可欠因子である。一般にはお互いに相手に通ずる波長帯を捜すのだが、治療関係においては治療者が主に波長合わせを行う役とされている。しかし実際には、患者のほうが波長を合わせようと治療者のダイアルをしきりにがちゃがちゃいわせていることも少なくない。波長が合った場合は、音声（トーン）がふくらみを帯び、その倍音に多くの感情的な情報をのせて伝達が行われる。一種のよどみなく流れる快感があり、相手あるいは自分という意識が希薄になり、共同作業で一つの情報の織物を織っている感じに近づき、後に満足感が残る。音声が言語内容よりも精神科面接においてははるかに重要であり、豊かに伝達的である。ふるく、サリヴァンの指摘したとおりである。神田橋條治はペンフィールドとラスマッセンの図を引いて、大脳皮質運動領で大きな面積を占める口唇周囲の部分の動きにいっそう注目するよう促している。面白いのは、二人とも目には威圧感があるとして視覚による観察の禁欲を説くことである。観察でなく表現の窓としてなら、目はよいチャンネルである。目というより眼差しと目の周囲の筋肉の運動である。患者の眼差しは治療者への実に適切なキューでありうる。

## 6

音声や眼差しだけでない。たとえば身体の匂いは状況によって大いに変化する。不安を起こしている人の匂いは独特で、私に昔の精神病院の臭気を思い起こさせる。サールズの代表的な論文「相手を狂気に追いやる努力」を見ると、人間をクレージーにする大きな要素として、同時に二つ以上の相反するチャンネルを使ってコミュニケートすることが強調してある。たとえば、哲学や政治の話をしながら性的に迫るとか、非常に冷静な態度・音調で熱烈に誘惑するとか。また頻繁なチャンネル変更も、相手をクレージーにする良い方法だ。これは、境界例といわれる患者を診察する医者の精神健康を悪化させうに患者に頻繁かつ唐突にチャンネルを切り換えられて、目つぶしを食らったようにふらふらになる。患者はおだやかに客観的な話題を進めていたかと思うと、突然医者の悪性の不誠実を激しくなじる。かと思うと一転して、医者に感謝の雨を降らせる。一人を診て五、六人診た疲れを感じることは、患者が境界例であることを示唆するかなり確かな主観症状である。

波長合わせ抜きでコミュニケートするのも、クレージーにする早道らしい。サールズは、「本人が気づいていない真実を不適切なタイミングでずばりと指摘すること」を第一に挙げている。「きみはねごとをいう」「はぎしりをする」「せなかに大きなホクロがあるね」という外面的真実の指摘ですら、人を数日不愉快にさせる力がある。

波長合わせの上手な人と下手な人がいる。イギリスの分析家バリントは、かつて流行した「統合失調症を作る母親」はどんな母親か知らないが多分子どもとの波長合わせの下手なお母さんだろう、といっている。音楽家の芥川也寸志も、音調のふくらみのある人とない人があって、同じことをいっても受け入れられるのは前者だが、ない人で対人的に成功している人を見ると、身振り・手振りなどの工夫で短所を補っているのがよくわかるといっている。

## 7

対人的相互作用の病理は、強い相互作用の場合に出やすい。強い相互作用の特徴は、小さな原因が大きな結果を生むこと、しかもその予測がつきにくいこと、参加のだれもが相互作用の全貌を把握できないこと、特に転移・逆転移の分析が悪無限に陥りやすいこと、一般に強い感情に彩られ、対決による即時全面解決への誘惑が存し、強烈な満足への期待と主客未分の混沌に落ち込む恐怖が共存すること、少数の人間しか同時に相手にできないことである。

葛藤状態にある家族、困難な患者を抱えている治療者、問題行動を繰り返す生徒を担当している教師などは、強い相互作用によって現状を打破しようという誘惑に絶えず駆られがちである。強い相互作用をしなかったことが現状を招いたのであると考え、強い相互作用を避けることに罪悪感を持ちがちである。確かに強い相互作用は、強い現状変革力を持っている。しかし、それだけにリスクも大きい。事態を急速にこじらせるのも、強い相互作用である。

ここで弱い相互作用の補完的意味に注目すべきであろう。あいさつ、微笑、強制や不意打ちはしないという保障、有害なことをまず避けて自然回復力の発現に期待する、一般にいくぶん待機の姿勢、おたがいにルールに従い、距離をとり、「理性」あるいは「損得」

と。

「打算」で行動しあうことの安心感。身体とその生理の尊重。多数者にひらかれていること。

おそらく強い相互作用と弱い相互作用は、両者あいまって対人相互作用を破局から守っているのであろう。強い相互作用が卓越する青年期に先行して、弱い相互作用が優勢な学童期があり、そこでのテーマが三つのC、すなわち競争（コンペティション）と共同作業（コオペレーション）と妥協（コンプロマイズ）であるのは、決して偶然ではあるまい。

今日のわれわれは青年期の病理に対処すべく、青年期自体に注目が偏っているかもしれない。経営において破綻は常に先行する時期の、たとえば放漫さに起因するように、現在青年期が危機にあるとすれば、われわれはその前の時期を探る必要があるのではなかろうか。そして、その時期の構造を強い相互作用と弱い相互作用との力動関係においてとらえる必要がありそうである。

（「青年心理」四五号　一九八四年）

# 大学生の精神保健をめぐって

## 1

私は大学生をたまたま診ている精神科医に過ぎないので、ここに集まっていられる皆さんほどの経験は到底ないが、精神科病院の外にいる患者を「エクストラミューラル」(壁の外)というのに倣ってキャンパスの外での大学生の診療あるいはコンサルテーションに「エクストラキャンパス的」という名を付けるとすれば、私はそういうふうに患者を診ている者である。たまたま、「エクストラキャンパス的」という言葉は「視野の外の」という意味があるので、皆さんと視野を異にする者の話とも言える。そういう者の話で皆さんにほんの一滴でも役に立つものがあれば望外の喜びである。

大学生を診て「私は大学生を診ているんだ」とはあまり意識しないのが、われわれである。実際、大学生であるという因子を何番目くらいに数えているかと反省してみると、私の場合、予想外に低い。数十番目くらいではなかろうか。これは私の盲点かも知れない。

キャンパス外の医師は、大学生をあまり知らないためにこれを低く見積もる傾向があると言えるかも知れない。医師の大学生活経験は特殊である。医学部はすべて必修で選択科目がない。選択だけなら、ある程度、教養（学）部で体験しているかも知れないが、大学生活の花と言われるゼミナールがない。そして、医師となって以後は大学生活からあまりに遠ざかった日々を送ってきている。

## 2

私は、経験上、農民や漁民など、自分の出身階層あるいは生活環境からやや遠い階層から出て、やや遠い生活環境に生きる人の病気はやや重く見積もり、自分に近い階層あるいは環境の人はやや軽く見積もる傾向が、私を含めて一般にあって、これは絶えず修正して診療を進めるべきものだと考えている。

そういう意味では、大学生というものは、どうだろうか。出身階層あるいは生活環境という意味では、むしろ近さのほうを私でも感じているかも知れない。むしろ、大学進学が普及したために、身近に大学生のいない家庭環境で育った先行世代の家族の大学生に対する反応が的確さを欠くかも知れない点に注意する必要があるかも知れない。これは高学歴化の始まりと関連した一過性の事態だと思うが、誤解あるいは困惑が起こりやすいということで、これはコンサルテーションの際に考慮に入れないといけない因子だろう。われわれの側でも、家族の言動を評価する際に軌道修正が必要になる。共感しにくいのを事実としてすなおに承認すればよいので、それを家族の偏りに帰してはなるまい。

むろん、診る側の出身階層も色々であろうけれども、医者というものは長くやっているうちに中流階層という自己規定を持ちやすい。少なくとも、大学に進学するのは当たり前という意識を持ちやすい。あるいは大学間の格差と世間でいわれているもの、あるいは校風、そこでの学生生活のスタイルについてのステレオタイプにいつのまにか馴染んでしまいやすい。

そういうことが学生診療所勤務の精神科医である皆さんの場合に起こるだろうか。あるいは、大学生に日々接しているからかえって起こりにくいとか、あるいはそういうことは「卒業」してしまったかも知れないと思うけれども、いちおう指摘しておきたい。私などとは別のかたちで起こっているかも知れない。

## 3

たとえば、自分の出身校の学生に対する医師の身びいきで、これは一般に無意識のうちに起こっていると思ったほうがよい。広義の転移は、組織に対しても起こる。同一化といってもよい。〝母校〟というとおり、母親的なものである。キャンパス（広野）という大地的な意味のものが米国から持ち込まれたについては、母校をかの国でも「アルマ・マーテル」(養いの母——養母ではない)と呼ぶ伝統が背後にあるかも知れない。大地は一般に母的なものである。では、なぜ米国か。欧州の大学には校庭がないものが多いからかも知れない。広大なキャンパスはアメリカの伝統である。ハーバード、エール。これに対して、たとえばハイデルベルク大学は町のあちこちに散らばっている、ふつうとかわらない建物群である。

むろん、長く勤めた大学では、卒業校でなくても同じことが起こるだろう。しかし、出身校の学生を出身校のキャンパスで診ていると、このリスクが特に高い場合があるのではないか。ある程度の身びいきは、治療を促進するが、程度を越えるとひいきの引き倒しになりかねない。

患者のほうも母校の医者だから特別に何とかしてくれるのではないか、という意識を持ちやすいかも知れない。すると、肉親の治療が遂行できないというのに似た機構で、やりにくさ、治療成績の悪さが出てくるだろう。

私も、医学部の学生が私の部屋を訪ねてきて結局コンサルテーションをする羽目になることが結構あるのだけれども、どうも一般診察室でやるよりも冴えないコンサルテーションになりやすい。どこか消極的な治療になるし、禁止を与える力も弱くなり、結果的にあまり良いとはいえない。肩を入れ過ぎないようにはしているのだけれども、つい、進級や単位の相談に乗りがちである。精神科の主任という以外に教務・学生委員長という職務が重なった今年（一九八四年）などは一層そうなった。一方、職務責任と抵触する場合も出てくる――たとえば若干の軽い秘密事項を知っているがむろん活用できない――ので、途中から消極的にならざるを得なかったりする。やむを得ないが相手の「見捨てられ体験」にさらに塩を塗ることになりはしないかと心配する。

医学部では、卒業後に初めて専攻が決まる。相手が私への関心なり何なりの結果、決めるかもしれない。いや私のところへ相談に来る学生は心理や精神の病理に関心を持っている場合が多いだろう。あるいは途中で持つようになる場合も――。結構皆さんも経験がありと思うが、それで、精神科を専攻したいと言ってきたらどう対応するか。私の場合、決定権を持っていると解されてもしかたがない位置にいる。精神科への学生時代の関心と精神科適性とは一応別個だから、冷淡に対応すると見捨てられ体験を作りはしないか。さりとて、無条件で肯定もできない。私個人への関心だけだと、私のほうが先に引退するわけだから、いっそう困る。一般に現実原則にのっとって職業を決定する者のほうが当然予後がよいが、今取り上げている場合は多分に幻想が混じっているわけだ。まあ、実践の中でそういうものは乗り越えてくれると期待したいが、さしあたりは、いくら関心が高くても最初は自分の中の謎の部分への関心だろうからそれを越えるのが一大事業である。そして、精神科医というものは患者より余裕がなければやってゆけないと思うが、それを保持するのが難しそうな人もいないではない。結局、この頃は、治療も相談も研修医の決定もなるべく私より若い医師に任せるようにして逃げている次第である。二五年の年齢差があるとエンパシーを持ちにくくなるという、その年齢差が学生との間に目下生じつつある。まあ、高年齢の学生もいるけれども——。

やや格言的にいうなら、大学生と境界例患者とは、あまり、その大学生性や境界例性を真正面に据えないで、すこし横目で見て行くほうが良いのではないか。

## 4

実際問題としては、大学生を診る場合には——高校、中学、小学校でも変わらないことではあるが——休学期限が後三年あるかないかとか、この四月から出るか一年見送るか、といった、学校の枠組みと、患者・家族・医者との「折り合い」付けの問題が大きい。むろん、一般の会社や官庁に勤めている人に比べて学生であることは、われわれが診てゆく上で楽なのであろうけれども、会社や官庁では一カ月とか三カ月とかの休業で済むところを、一年休学するか無理に休まずにゆくか、という「全てか無か」という問題設定になる欠点はある。こういうやりにくさは学校というものが学年制を採っている限り全くやむを得ない問題であるから、われわれがこれを無視しても甲斐ないことで、なるべく利用・活用して行くしかない。そうではあるが出席日数が何日足らないかというような些末的な問題が煮つまって来るにつれて、患者も苦しむが医者も結構苦しむ。

反省すれば、われわれの側にも「出席日数など些末的なことだ」という意識があるのかも知れない。大学の先生はもちろん、学生自身も重視しているわけで、われわれのほうの軽視意識が顔に出るから余計患者が混乱するのかも知れない。他人事と思って、と患者は思うかも知れないが、われわれも、かつて学生として「出席日数」に苦しめられた体験があるから一層そうなるのかも知れない。「出席日数は親のかたきほど憎い」という経験をしておられる方もあるいはあるかも知れない。こういうことも眼を曇らせる要因になるだろう。軽視しすぎたり、重視しすぎたり、である。

## 5

こう述べて来て、私も含めて随分、日本の医者はケースワーク的なことをしているんだなあ、と感じる。これはケースワーカーが足りない——なりたい人は多くても職場がない——という現状と関係している面が無論あるけれども、多少は、われわれの医療は世話焼き文化の世話焼き医療だという気がしないでもない。それが、専門家性の不足を補っているといえば言い過ぎであろうけれども——。

あるセミナーで、治療者が高校生の患者の進学指導をした報告があった。これは肯定的な意味合いで報告されたのであるけれども、臨席していた台湾大学の教授が、アメリカでも中国でも、これは患者の自由の侵犯で、治療者の権限を越えたとして厳しく指弾される行為であると指摘されたのが印象的であった。この教授は、日本で育ち江戸っ子よりも江戸っ子らしいといわれる人であるけれども、なお、こういう感覚の相違が出てくる。教授は、日本のそういう点をご存知の上で、ひとつ警鐘を発してやろうと思われたのであろうが——。私は、この時から指導という言葉あるいは行為に慎重になった。指導といえば、うっかりすると鼻面を取って引き回すことになりかねない。つまり、われわれは、患者はほんとうに何を望んでいるのかという、患者の気持ちを無視しやすい。自分が善を勧め、良いことを行っているという意識がいちばんわれわれの眼を曇らせる。われわれの視野狭窄の最大原因である。一見良い芽が実は不幸な芽の始まりであったり、一見悪い芽が思わぬ幸福な展開の萌芽であったりすることはしょっちゅうなのが現実であるから——。視野狭窄の結果、ひいきの引き倒しということが大いにありうる。

しかし、日本の現実の中では生活相談を一切してはならないということではないと思う。奨学金の取り方、就職の仕方、生活保護の受け方——われわれはその専門知識は持っていないけれども、そういう専門知識へのアクセスの相談にはのらなければならない。こういう便宜へのアクセス性が低いのが——つまり接近しにくいのが——わが国の現実だからである。なぜか、どこの病院も官庁も建物は一般人が中で迷うようにできている。合理化といってもそういう面で楽になっていない。これは組織が企画をする時、自分の活動のしやすいようにと考えて、相手の身になる発想がないからであると思う。「ひとの身になる」という日本文化の看板が泣くような話であるけれども、どうも日本人が特別相手の身になる良い人間の集まりだというわけではなくて、個人が弱い世界なので個人レベルでは相手の気持ちを推し量って対人作戦を立てざるをえないだけのことだろう。逆に集団の力だと、自己本位を貫く傾向は時にゴリ押しに近くて他の国と別にかわらない。「泣く子と地頭には勝てぬ」というコトワザがあるが、こういう世界では、反抗する個人は現実離れのした水準での反抗になりやすい。同時に、権力も結局は同じ非現実的な水準の行動になるということだ。「無理が通れば道理が引っ込む」ということだ。

われわれは、一般に患者を「泣く子」にしないことが重要な仕事の一部であると私は思う。当然の権利への接近性が乏しいと、患者であろうがなかろうが低次元の行動しか選択できなくなる。こういう事態への耐性には個人差があるが、患者はどちらかというと追いつめられやすい、思いつめやすい人が多いということだ。

ここで面白いのは、われわれの文化は「泣く子」には弱いことだ。高圧的態度をそれまで取っていた人や機関も、非合理的行動に対してはある程度の時間がたつかあるいは程度を越えると「なだめすかし」の対応に一変する。この「臨界点」については、まるで双方に合意があるみたいだ。実際にわれわれ個人の意識を越えた文化的合意があるのであろう。

その証拠に「あれだけ思いつめているのだから」という言葉は強力な支援力を持つ。余裕を持って自己主張をしていては良くないわけだ。あるいは余裕を持つことは、場合によっては悪なのかも知れない。「だいたいこれで入学試験にはよろしかろう」と受験勉強を止めて他のことをしている子は親にも叱られ、念には念を入れよ、などといわれる。周囲も「落ちたらいい気味だ」などと思う。受験勉強などというものは収穫逓減の法則にしたがうもので、時間とともに努力に見合う向上が得られないようになってゆく。勉強しているふりをしている子の中にはきっとそういう場合もあると思う。とにかく、余裕を持つことが、そうとう「功成り名遂げた」人でないと嫉妬されるという文化は、皆があまり余裕のない文化で、私などが平凡な余裕論を患者や家族にしなければならなくなるのはそのためだろう。万一自殺でもすれば「それほど思い詰めていたのならなぜ言ってくれなかったのか」などと言う。必ずしもリップ・サービスではなくて痛恨するのは、こういう文化の中で相手を追い詰める側に結果としてなったことの罪の意識も混じっているのだろう。意識的に追い詰めた場合、相手が没落して自殺でもすると、大抵の人は「寝覚めが悪い」。時には鎮魂の必要すら出てくる。

患者の再発に家族だけでなく、医者も感情的に落胆、失望するのは、自分の威信失墜感が大きいようだが、日本の精神科医だけらしいので驚いた。再発論を中心に統合失調症論が展開を始めたのはわが国の特徴である。「再発させてしまった」と自分の責任のように言う。外国では再発論はあっても少ない。「免疫がない病気だから再発するのも当然で、したらまた治療すればよい」とさらりと考えるのがふつうらしい。

ここでわれわれが悩むのは、気配りと世話焼き、気遣いとおせっかいとの間の微妙な一線である。私は、ほんとうにしたいか、それについての余裕が充分あるかを秤量する話をした上で、比較的、患者に積極的にやらせる。そして世間的な失敗も経験としては何がしか得るものがあるという実験的な姿勢を勧め、家族にも自分にもそういう見方を勧告する。患者の意向がかなり「非常識」でも、周囲に実質的迷惑がさほどなければ尊重する。ただし、「三十六計逃ぐるにしかず」という幕引きの手を予め患者に強調しておく。多くの患者は退《ひ》くのが下手である。人間は一般に余裕のない時はそうである。そこで、医師としての権力を活用して、患者に一定の権利と自由を保証し、外力から積極的に護ろうとする。これは精神科医の弁護士的機能と私が呼んでいるもので、精神障害者に対する法的・社会的措置が他の病の病人と違ったものである限りは強調されなければならない機能であると私は思う。休息の権利からして、医師のこの機能を考えの外に置いては患者に対して認定できないものだ。

しかし、皆さんのように大学の保健センターに勤めるようになったとすると、私は、今ほどきっぱりした態度を取り続けられるだろうか。自分も企業の一従業員である産業医とは違うだろうが、何だかあまりメリハリが利かなくなりそうだ。これは患者についても言えることで、意見が合わない時には他の医師に行くこと行かせることはしてよいはずだが、お互いにそう決然とはできなくて、だらだらした関係が続きそうな気がする。あいまいな「お馴染み関係」になりやすい気がする。実際にはどうだろうか。

これは、大学という場の社会的機能のいくつかが絡み合ってくるのだと思う。精神科医の眼で見ると、古き良き大学の機能として第三番目くらいには青年失業者を顕在化させないためのプール機能があり、第六番目くらいには「変わり者をとにかく生存させてあわよくばそこから創造的なものを搾り取る」という機能がある。大変皮肉な見方かも知れないが、この二つが精神保健に関係してくる。私は真面目に言っているので、アメリカでも日本でも西欧でも大学のふえるのは不況の時代であり、(執筆当時)世界で人口当たり大学生の数の最高なのはフィリピンである。医師過剰時代にもし医局というものがないと卒業直後の大量の医師を社会に放出することになり医師過剰はただちに顕在化するだろう。どこにも明記されていないけれども、ある時期まで半徒弟状態に置き、一種の緩衝プールの役割を果し、最終的就職までの面倒を大学がみることが期待されている。他の学部はそこまで期待されていないであろうが——。私はこれを大学の失業者プール説のたとえに使っているのである。同じように大学への適応と一般社会への適応とでは、ちょっとパターンが違う。大学から生涯出たことのない人で、一般社会への青年期の適応はあまりやさしくなかったという感じの人がいる。青年期は社会への加入をあまり安定していない精神で成し遂げなければならない困難な時期だから、社会の精神保健施設としても大学は重要である。大学はそもそも修道院から発生したものだ。ニュートン、ラッセル、ウィトゲンシュタインなどは、ケンブリッジ大学でなければとうてい生きてゆけなかっただろう。日本でも、千年にわたって実際の最高学府は比叡山延暦寺であった。大学自体がこういう「危機管理機能」を持っているので、学生課や保健センターの必然性も出てくると、そこのご苦労もあるわけだと思う。結核の場合にはその危機管理をとにかくあの困難な時代に成し遂げることによって優れた人材の多くを救ったはずである。今日活躍している人の中に大学時代に保健センターのお世話になった、あるいは学生課で生活の相談に乗ってもらった人が多いからである。現在ではそれが精神保健に移りつつあるのは時代の変化の反映である。われわれは積極的にこれに取り組むことで多くの人材を救うことができると期待したい。人材が無限でないことは、戦後フランスの文化的涸渇が二回の相次ぐ大戦の戦死数と無関係ではないと論じられていることからも分かる。水や空気が無限でないことが分かったように人材も無限でないのである（大戦の死者はフランスやソ連では日本よりも一桁多い。フランスは第一次大戦のパリ防衛戦であるマルヌの戦い一週間で六十万の戦死者を出していたと記憶する）。

大学は物理的にも思っているより巨大な存在で、私が東京大学にいたのは十年前だが、光熱水道の使用がこの一大学で東京都内のいかなる企業にもまさって第一位なのに驚いた。

人員も新日本製鉄を凌ぐはずである。多くの町でこういうことが一位である大学は多いのではないか。

なお、教養部時代の自分を振り返ると、最初に出会った医師が私の医師の最初のモデルになった。医学部の学生の多くが医師の子弟でない今、こういうケースも多いだろうと思う。私は保健管理センターの医師から良いイメージをもらって、医学への動機付けを促進してくれた。保健センターに拠る皆さんはそういう意味でも第一線におられるわけである。

（大学保健センター勤務医師の集まりのために作成した原稿　一九八五年）

文庫版への付記――手さぐり期の大学生相談に多少関与した。

# 現代中年論

私は人生をとにかくここまで運んだ。
明るい足算、暗い合計。
僅かな木と僅かな濡れた小石。

——オジッセアス・エリティス「記念日」——

さきごろ、フランスのアリエスという日曜歴史家の仕事が注目された。西欧における「子供の発見」は二百年くらい前だというのである。これが邦訳されて今評判になっている。実際はフランスの歴史家のつねで、これは実はフランスのことであり、童謡や童話に乏しいのがフランス文化の一つの特徴であるくらいだから、わらべうたや子どもの遊びについては辞書まであるイギリスでも果たして同じだろうか、と思ってしまう。日本は、昔から童謡、子どもの遊びのある文化だろう。いちばん古い記紀歌謡にも、わらべうたが出てくる。

では、「中年」は昔からあったか。社会・文化的にいうと、このほうがあやしいのではなかろうか。平均寿命が四十歳くらいだったのが明治から昭和の現実である。江戸期はさらなり、だ。しかし、では、「老人」は発見されていなかったかというと、そういうことは決してない。芭蕉翁などといっているが実は四十そこそこである。どうも、平均寿命の延長に従って「発見」されたのは、実は中年ではあるまいか。つまり、老年の年齢が次第に高くなって、その後に空いた部分が中年になってきたのではあるまいか。

平均寿命の延長に従って、と書いた。果たしてそうだろうか。日本の現代史を見よう。戦後、ご承知のように、戦争にコミットした政治・経済・文化の指導者たちは占領軍の指令で追放された。財閥解体の後を受けて、課長から一躍四十歳代で重役になった人も多い。こういう人は当時「三等重役」の尊称を奉られたが、そういう言葉は十年で消えた。財界の大御所たちの多くは、三等重役の後身である。彼らの功罪は別としても、戦後史において、非常に長期にわたって支配的な立場に居続けた世代があり、それに続く世代は、当然ながら非常に長期にわたって中間的存在で居続けたはずである（一九九一年では次のパラグラフで述べる世代とともに二世三世が財界を指導しているようだ）。

精神医学でいえば、一九六〇年代に、勤勉で几帳面で、良心的で自らに課するところが大きく、一応やれた仕事でも、もっとやれたのではないかと不全感に悩み、仕事の熱気を家まで持って帰り、職場中心の生活を送り、他者との協調、他者からの評価に敏感な人たち――日本の精神医学で「執着性気質」と呼ぶもの――とうつ病との関係が大いに問題にされた。こういう人たちは、野心家とは異なり、係長は早く課長に、課長は早く部長に、部長は早く重役に、と願わず（多少は内心、そうなっても悪くないなと思ったかもしれないが）、それよりも、ある患者の表現を借りれば「係長の時は日本一の係長に、課長の時は日本一の課長に」なろうと思ったのであった。

こういう人が日本の高度成長期にあつらえ向きだったことは想像に難くない。もっとも、こういう人が「執着性気質」を最初に記載した下田光造が書いているように「社会の模範――模範青年、模範社員、模範軍人――」とされたのが日本の特徴である。

こういう人がうつ病になるのは、転勤や昇進、引っ越し、家の新築などであった。こういう人は職場の人間関係から家の一木一草に至るまでに濃密な心のひげ根をからませ、したがって、移植に弱いとみられている。

私も、こういう中年の人を一九六〇年代から二〇年近く診続けたと思う。うつ病の診断から治療についてはだいたい定式が書けると思ったことさえあった。

しかし、この頃は、何か様子が違うのである。こういう型の人がいて、それがうつ病になることは今でもないわけではないが、病気も、なりやすい人も変わってきたのではないか。

第一、下田が「模範軍人」などという表現を使っているように、これは戦前に抽出された概念である。よくぞ、この性格が大戦を生き延びたという感想さえ湧こうというものである。実際、日本の復興は、こういう、戦前から連続の性格人によってなされたらしい。私は、かつて、執着性気質の問題に触れて、①それは建設でなく本質的に再建（立て直し）に目が向いている気質である。②一九世紀初めあたりからこういう性格が是とされてきたようである。③再建の成功の暁がこういう型の人の持つ生活信条（倫理といってもよいが）の危機である。④この性格は本質的に過渡期の性格を帯びている。⑤精神科医がこういう気質を鳴物入りで取り上げるのは、こういう人が生き辛くなってきて失調を起こし病気になるためであるから、この気質の社会・文化的運命ももう長くあるまい、と書いた（「執着気質の歴史的背景――再建の倫理としての勤勉と工夫」『躁うつ病の精神病理1』笠原嘉編、弘文堂、一九七六年。後に『分裂病《ママ》と人類』東京大学出版会、の第二章として再録、一九八二年）。

私は、一九七五年にそれを執筆している時、次に来るものは、より華麗だが危険な、より投機的・陶酔的な性格――行動のパターン――ではないだろうか、と書いた。この予言は当たったのだろうか。当時の私の念頭には「列島改造」のことがあったはずである。堅実な会社までが熱に浮かされたように土地に投資した。

しかし、その後をふり返ると、私は遠くまで見通していなかったと思う。つまり一時期のことしか語らなかったのである。

実際に進行したのは、もっと深刻な生活変化であった。

多くの人は気がついていないかもしれない。気がついてもどうしようもないのかもしれない。それは一言にして言えば、現代日本の社会は、普通の人が生きにくい社会になったということである。

前例がないわけではない。ルネサンスのイタリアがそうだった、と塩野七生氏が書いておられたことがある。それを読んだころの私には遠い外国の過去の出来事だった（政治家が積極的にマキャベリズムを誇示するようになったのも、ルネサンス的弱肉強食に似てきたか）。

ふり返って見れば、中年論の盛りは、あの時代だったのだ。十数年前、高度成長の終り、いやもう少し後までか。心理は、社会変動とともに即座に変化することもあるが、一般にはややおくれて変化することが普通だからである。盛り？　いや、むしろ、最後の花というべきだったろう。

少し余談になるが、歴史では時代区分がよく問題になる。私から見れば、レベルによって違うと思う。たとえば、商習慣は元禄時代くらいからのものが、一九八〇年代には、まだ骨格をなしているようだ。外国貿易摩擦には、この古い習慣がいくぶん関係しているだろうと推測する。心理的要素はほとんど身体に染みついてしまうと、なかなか変わらない。教育や医学のように、近代と江戸との共存の場合もある。いうまでもないが、現代の教育では塾と正規学校の共存がある。戦前にも塾はあり、そこから大新興宗教（正確には信徒団体である）が生まれているくらいである。医学でも、少量の薬を多種類出すという日本独特のやり方は、全く漢方式である。症状の数だけ薬を出すのが日本の医者のかなりの部分のやり方だ。多くの人は金もうけのためと思っているが、もうけるだけなら別のやり方もありうる。現にいわゆる工業国の医師には、少なくとも数倍の収入がある。「対症療法」という訳がすでに日本的だ。原語は「（取りあえず寒さなどの苦痛・不便を）外套で包む治療」である。だから一種類の薬でもいいわけだ。若い医師が少数の薬を使う傾向にあるのは、ようやく西洋医学のパターンが定着してきた証拠だと思う。この点では精神科は最先端にあって、薬の数の多いのを恥じる傾向が強く出ている。ただ、欧米のように、原則として一種類、というようにびしりと決まらないのは、日本人の文化には身体に対するこまごました注意をする伝統があるからだろう（大貫恵美子『日本人の病気観』岩波書店、一九八五年）。実際、この長期米国滞在経験のある文化人類学者によれば、日本の漢方医が書かせる細々した症状のアンケートは、米国人はそもそも考えたこともないから書きようがないそうである。肩こり、腰の冷えなどは西洋語がない。西洋人も二〇年くらい日本に住むと、ああこれか、と自覚するようになるというから、文化的な因子である。日本の医者は、西洋の人間がそもそも問題にしないことを治療するように迫られているわけだ。

以上、歴史は、意外なところで生きているものだということを言いたいだけだったが、自分の領域の話だからか、つい長くなった。で、肝心の労働の習慣だが、先に言った「執着性気質」(習慣的に「執着性格」と呼ばれることも多い)的な労働パターンが生まれた(あるいは社会一般に是認された)のは、幕末民衆思想の数少ない研究者・安丸良夫氏によると天明期くらいからだそうである。とすると、三百年足らずのことになる。美意識は室町時代に枠組みが形成されたと私は思う。民具は、応仁の乱の時期から一九六〇年代まで変わらなかった(日本史学者・故佐藤誠三郎氏の御教示による)そうである。

しかし、突然変化することだってある。民具は、電化製品の普及とともに一変してしまった。私には四百年前の農家の居候ができるが、私の子どもはできない。私の大学のフィリピンからの留学生は、鹿児島の農家にホーム・ステイに行って、その豊かさに驚くとともに、その町の博物館にれいれいしく飾ってある民具に笑い出したそうである。彼女の故国では身辺にあるものばかりだったからである。「オンリー・イェスターデイだよ。またアジアに戻るかもしれないよ、この点でもね。二十年なんて歴史では一瞬間だもの」と私は言ったが、さて、破壊された文化はそう簡単に復元できるかどうか。

つまり、私の言いたいのは、日本の現代には中年という名で異常に長く呼ばれ続けた世代があること、それは年齢論、人生の時期論の仮装を被っているが、実は時代の変革、より具体的には労働観の変化において移行期を生きさせられた人々であるということである。

その証拠の一つは日本人の自殺のパターンの変化であると私は思う。青年の自殺が老人とともに多いのが、それこそ「ほんの昨日」の日本の自殺のパターンであった。今は違う。四十歳代から五十歳代に最高峰がある。この年代に負担がかかっているのである。よく見ると、青年期に自殺が多かった世代が年を取っただけである（執筆直後、ＮＨＫテレビでも指摘された）。

その前の戦争に散って行った世代よりも幸福ではないか、と言われるであろう。それはそのとおりだと思う。そのことをいちばんよく知っている世代である。直接の目撃者だからである。たとえば平和憲法の擁護については、この世代に属する皇太子（現天皇）をはじめ、自民党員の人でも、かなりの覚悟があるように見える。もっと右の、さる人の意見では「この世代が死滅しないと憲法改正と日本の再軍備は不可能だよ」と、これまた明快な見きわめであった。「それまで待つ」というのである。しかし、平和の精神的負担が戦争と比較できないのは、両者が異質だからであるが、平和のほうが決して易しいとは言えない。平和に耐えるためには、人類のより高度な部分、現実能力が酷使される。

この世代は、ほんとうに平和に耐えて来たと言える。そして、はからずも、三百年の労働観の最後を飾ることになったのである。私は鮮やかに思い出す。ジャカルタの日航経営のホテルの喫茶室の二宮尊徳の像を。わが眼を疑った。いかにも不似合いだった。われわれの世代は、この像を見て自己を鼓舞しながら、あの地で働いたのであろうか。私の友人の商社員が、輸出が悪であるとされ、国際収支の黒字が非難された時、自分の人生がいったい何であったか、としみじみ語ったのを。彼自身は四十歳代で悠々自適する生き方に変身してしまった。しかし、そう器用にはゆかなかった人も多かったはずだ。ドルの溜めすぎ、その他の現象は、私見では、戦後の努力が再建の倫理によったものであるからだと思う。再建の倫理は一方向性である。もし、発展でなく生き残ることが倫理的に評価されたとすれば（これは二方向性の努力――アクセルとブレーキがある）過程も結果も違っていたはずだ。しかし、振り返れば、他の選択肢は少なかったとも思う。もし、三百年来の倫理を三十年前に急変換させれば、社会変動は革命の域に達していたかも知れなかった。歴史の皮肉は、革新はもちろん、革命を指向した人たちも、過去の勤労観と無縁でなかったことである。

あえて言うなら、わが国ではマルクスの思想もキリスト教も、この勤労観との親近性において理解された面があるかもしれない（安土桃山時代のキリスト教受容との文化的意味の大きな差を考える）。「働かざる者は食うべからず」とは誰の言葉か、とさる大学の学生たちに問うたことがあった。「戦後日本の政治家、実業家」という答えが多かったのには驚いたが、私の記憶では知人の実業家も大病院長も大いに〝これでなくちゃ〟と語っていたから、学生たちの思い込みも無理ではないかも知れない。「孔子」という答えは、わが国が儒教文化圏に属することを改めて教えてくれた。当然「マルクス」という答えが多かった。「二宮尊徳」もあった。実は、これは聖書にあるパウロの言葉である。奴隷制度のもとで労働が卑しめられていた時代において、価値の変換を告げる暁の鐘であった。以上は、日本に大きな思想的影響を与えたものが、世界思想史の文脈ではずいぶんかけはなれたものなのに、わが国では近いものとして受け取られてきたことを示す一例だと思う。

ついでに言うと、「小学校で二宮尊徳の像があった人は？」と挙手を求めると六二パーセントの学生が手を挙げ、そしてお互いに驚きあっていた。自分の学校だけだぐらいに思っていたらしいのである。戦後立て直された像は生徒のためにあるのか、年配の先生あるいは管理者のためにあるのか、私には分からないが――。

しかし、この倫理の有効性が疑問視されて来たばかりではない。その基盤が突き崩されていると言えるのではないか。私は、この倫理が、荒れた家、荒れた村にふみとどまって二、三代努力すれば、その家、その村だけは再建できるという日本的経験にもとづいていると記し、地理的移動に訴える「移民」に対比して「歴史的自己救済」とした。「歴史的」の形容は「地理的」との対比だけでなく、「(近い)過去をモデルにする〝再建〟である」からだが――(だから、昇進も含めて転職や引っ越しが病気を起こすほどの負担にな当時の私は、転職と引っ越しを頻繁に行う米国の「アメリカン・モビリティ」をまったくのひとごととして聞いていた。しかし、出稼ぎに始まり、単身赴任、海外出張と「日本的可動性」とでもいうべきものが問題になって来た。かつて海外赴任者、いや単身赴任者も、いわゆる「エリート」だった。現在はすでにそうではなく、「エリート」には与えられる保護のない、ほとんどブルーカラーの移動にともなう児童問題、家庭問題が生じている。いわゆる帰国子女〔これはすでに差別語とされ――差別する奴がいるのだ！――「海外成長日本人」と呼ばれることを彼（彼女）ら自身は望んでいる〕の問題の困難な部分は、たとえばアラビア、インドネシア、パプア＝ニューギニアなどの最前線の現場で働く人たちの家族に関するものである。かつての戦争において、ガダルカナルなどの苛酷な前線に戦った兵士への顧慮が中央に乏しかったのと似た事情がなければよいが、と私はひそかに思う。

この問題の延長として、現在、精神的負担が、より下の層に一般に移りつつあるはっきりした傾向が見られる。経済界においては、係長クラスの精神的負担が現在もっとも大きいとは、アンケートや統計調査の示すところである。経済成長の時代にあっては、伸びゆく前線の責任を持つのは下級決定者であろう。部長・課長クラスの精神的負担が大きかったのも自然である。実際、彼らはよくうつ病になった。前線が停止するか、あるいは前線の裁量を越えたところで動きが決まるならば、下級決定者の責任性は減少する。逆に、持ち場を守る一般労働者、それを統括する人の責任が増大する。一般にフロンティアの停止は、このような形で、階級の発生と増大に寄与する。すでに、昇進を忌避する風潮が生じているのは、日本人が変わったのではなく、単に社会の荷重のありかが変わった自然的結果に過ぎない。しかし、これは階級間の距離を促進するだろう。転職も明らかに増えて来た。おそらく、中流意識が九〇パーセントということは早晩伝説に化するであろう。

さらに、問題は、私がかつて「普遍的職業」と呼んだもの（「サラリーマン労働」、一九七一年、『著作集第三巻』一九八五年に再録）が消滅する、あるいはしつつある可能性である。「普遍的職業」とは、私の意味では、ある気質、ある特性、ある特異性、ある個性、ある特技などの持ち主でなければ就けないという職業でなく、まあ普通の人が青少年期という自己決定の時期において、やけつくほどにもなりたく思うものがない場合に選択する職業であり、また、多くの性格や好みや希望や安定性をそれぞれの形である程度実現する基盤になりうるものである。「サラリーマンになる」ということは、「つい昨日まで」そういう選択をされ、実際、なったものに対して、ある充足を与えてきた。現在では、そうではない。特技のないものには場がなくなりつつあり、技能を有しない水準のサービス業しか用意されない可能性がある。ルネサンスが普通人には生きにくい時代だったというのは、普遍的職業がなかったからであろう。やがて北欧の諸国が簿記をつける人を大量に必要とする株式会社を発展させ、サラリーマンを作り、その基盤として産業革命が起こり、大量の労働需要を作り出す。ルネサンスが比較的短命に終わったとすれば、その理由の一つは、普遍的職業の創出の失敗にあるのかもしれない。

すでに、教育において、優秀な生徒はスポーツも学業も優秀であり魅力ある存在であって、逆に何の特技もない生徒は級友にも、時には教師にさえ無視されがちとなった。これは社会の構造的変化の一部である。一時期、大学卒業者、いな社会人経験者が医学部に殺到したことがあったが、それも徴候だったのだ。私が発見したことは、彼らが、せっかく以前の大学や会社で学んだことを医学において活用する機会があるのに、それを極度に避けることであった。全部ではないだろうが、彼らは早く危険を察して船から逃げ出したネズミであるのかも知れなかった。医学へのきらきらした情熱のようなものに促されてという例ばかりでは決してなかったからである。

階級の弊害を調整するものは、第一に教育であるから、教育が、次第にそういうものとして機能しつつあると見てもよいのではないか。ただ、個性を重視しない教育は、普遍的職業の消滅に対処しうるだろうか。単に職業高校の設立では済まない深さがあるだろう。今、商船大学卒業生の何パーセントが船員になるか。

あるいは、教育自体も分化して、現在のイギリスあるいはそれ以上に階級的教育となり、その潤滑油として優秀な青少年に対して奨学資金を提供するということになるだろうか。英米においては、優秀校は、日本の試験制度と反対に、高校を歴訪して優秀な学生を勧誘するスカウトを抱えているが、私学においては、すでにスポーツ選手にはとうの昔から行われていることであるから、学生の減少とともに、日本でも普及するかもしれない。

皮肉なことは、職業における、この大きな変化を真向から受けている〝中年〟世代が、同時にその子女の年齢のために、教育者ともっともよく接触しつつ、子女の針路について助言しなければならない世代だということである。しかし、有効な助言を彼らはほとんどなしえないでいる。彼らは、戦後に成長した世代のパターンによって「なりたいものになりなさい」というが、この内容が空洞化していることは語る者自身が身をもって知っており、聞く者は困惑するのみである。

当然、中年のうつ病の姿も変化している。それに触れるには紙幅がないが、執着性格的からうつ病を発展させた患者に対する公式が次第に通用しなくなっていることが、日常感じられる。

(「教育と医学」三三巻六号　一九八五年)

**文庫版への付記**——サラリーマンが「普通の職業」だった時代は、もはや「古き良き」時代であろう。

# 老人の治療についてのノート

老人の治療について普段念頭においていることを述べてみよう。

まず、五〇歳を過ぎた患者については、器質的なものが潜在していないか、あるいは病像を修飾していないかを考える。内科的および神経学的診察を欠かすことは特によくない。すでに内科などで診察されている場合には、検査などで省略してよいものもあるが、身体診察そのものを省略しないことである。理学的診察所見は変わりやすい。何日か前に内科で診察した時にはなかったもので精神科での診察時には出現しているものが結構ある。

身体診察をすると信用される率が高まるのは、一般論としてもいえることだが、年配の人には特にそういえそうである。

皮膚への接触が自然になされ、心理的距離が縮まり、親しみが湧くのは、特に年配の人に多い。毎回、身体診察をしてもよいくらいだが、二回か三回に一度でも行うと、年配の人は自分に関心を持ってくれていると思うものだ。なぜか、血圧を測ると、特にそう思ってくれる。

年配者を診ていると、自然とこちらが家庭医であるかのような関係になることがある。大学の外来でも同じである。

ただ、本来の家庭医に通うのを省略してしまう患者もいる。こうなると、こちらは、家庭医としての責任までは果たせないことが普通だから、家庭医への連絡をもたせるなり何なりする。家庭医と連絡のやりとりができるような関係がよいと思う。

老年期認知症の初期を診ているのは、どうも家庭医か、親戚の医者である。この時期になら、ある程度進行を遅らせたり、留めたりできる可能性がある。

ごく初期の老年期認知症の徴候は、リュムケによれば、患者を前にした医者が、医者としての威厳をまもろうという努力をしなくなることだという。立派な身なりをした患者でも、医者の心の中に、かすかなりとも、この患者を相手におふざけをしたくなる気持ちが動くなら、患者に最初期の認知症が始まりかけているもっとも確実な徴候だと、リュムケはいう。私は、この感じは有名な「プレコックス感」よりもわかりやすく、確かだと思う。

ということは、最初期の認知症を前にして、医者はほっと気を抜くということだ。そのために、認知症の初期に気づくのがむつかしくなっているのではないだろうか。外来で、神経症の患者や統合失調症の患者を何人か診た後で老人の患者を診る時、ふっと肩の力を抜いてしまいがちなのを、私も自覚する。

これは、医師の側が体面維持に普段結構エネルギーを使っていて、老人を前にするとつい息抜きをしてしまうということらしい。この感触を、道徳的に云々せずに、自覚することが、診断はもとより、治療の上で重要である。治療の場合、患者が、個別的人間に見えてきて、「まず老人」と見えなくなれば、この感じは消えるようになるが、なかなかそうなりにくい場合もある。

そういう場合はどうしたらよいだろうか。私は、老人にかぎらず、低下した能力を刺激することとならんで、いや、しばしばそれよりも残された能力を賦活するほうがよいと考えている。たとえば、現在の首相が誰かを聞くよりも、過去の、少年少女時代の話題を取り上げる。患者が、遠い過去の記憶のほうを鮮明に残していることはよく知られているが、これを活用しない手はない。わからない時は、ちょっと調べる。たとえば、幼年時代を過した町の過去のたたずまいや歴史を調べる。きっかけにさえなればよいので、後は老人自身が教えてくれる。こちらの知識は自然に増加する。

若い時流行した服装でも、学校の制服でも(袴だったか洋服だったか)、学校の周りの景色でもいい。そういう、どこか青春の色香の漂う話題が出てくれば、かなり話題の帆は風をはらむ。こういう話題は、実は老人が話したくても、聞き手がいないという場合が多いのである。

逆に最近の話題が記憶されないのは、いうまでもなく、生理的記銘力低下があってのことではあるが、最近の出来事が当人にとって相対的に重要性を失っているという事情もある（サリヴァンの指摘）ことを念頭におきたい。

老人に答える能力がなくても、それと、子どもっぽいテストをされていることとは別である。老人のテストをいそいでやると、実際の能力よりも低く出ることが多い。そうでなくても、治療関係にひびがはいることがありうる。

老人が、初期の老年期認知症あるいは突然進行した老年期認知症のためにわれわれの前に出てくるのは、引っ越し、特に子に引きとられて故郷を去った場合が多い。ながく故郷に張ってきた「ひげ根」を失うのであるから、困惑が生じても当然である。年配になってから新しい建物、新しい町、新しい国に住むと、自由自在に動けるまでに時間がかかるが、その延長線上にある出来事である。類似の事象に、長らく親しんできた人、特に配偶者との別れがある。

こういう場合には、ゆっくりと適応の過程が進行するが、あまりに大きくて適応能力を越えると、失調を起こして、認知症が顕在化する。これをお手あげ状態と見るか、認知症という一つの防衛機制と見るか（ガンセル症候群）、いずれともいえない場合がある。航空機事故で息子を喪失した八〇歳の老母は、その夫の支持もあって、予想を越えて回復した。しかし、そうでない場合もある。配偶者が助からない病気にかかっていることを知って、目の前で確かにガンセルと思われる演技的な認知症ぶりを発揮した七二歳の老夫は、老年期認知症に深入りしていった。

根こぎによる認知症の初期の顕在化の場合には、まず、過去をいきいきと呼び戻す作業の段階から始める。ただし、今去ったばかりのなまなましさの残る場面でなく、さらに以前の、あるいは別の場面を呼び出すのである。これを第一段階として、次には、家族の協力をへて、同級生で同じ町に住む人を捜し、行き来を再開するように計らい、第三段階には地域の趣味の会に謡をうたうまでになった女性例がある。この例では、家族も、本人は生来無口だと思っていたのだが、通院のあと、かならず行くようにした美容院で、相客と流暢にしゃべっているのをたまたま家人が目撃して驚嘆したものである。老人の潜在能は、統合失調症患者の潜在能と同じく、意外なところでこっそり発揮されていることが、どうも少なくないようだ。

統合失調症で長らく社会から遠ざかっていた者には、年賀状のシーズンには、何枚でも出してみることをすすめてきた。何枚かは返事があるもので、これは社会への窓がまったくは閉ざされていないという好ましい感じを患者にもたらすものである。実際、患者ほど年賀状を大切にする人を私は知らない。老人でも事情は同じだろう。たまたま同じ町に住むということで、在学時代はつき合いのなかった同士に友人関係の育つことが結構ある。同窓会名簿が重要な役割を果たすのは、統合失調症の回復者でも、老人でもかわらない。

（「精神科治療学」二巻一号　一九八七年）

**文庫版への付記**――今、老人がマジョリティとなる社会がようやく見えてきた。しかし、これは一過性だろう。

# 老年期認知症の精神病理をめぐって

## 1　老年期認知症の精神病理はなぜありにくいのか？

表記の題をいただいたのであるが、実際にはどれだけのものがあるだろうか。私が知らないだけかもしれないが、どうも、あまり目にふれない。古いルドルフ・アラーズのものなんかをご紹介しても、私でも、ああそうか、そうもいえるなあ、という程度の感銘しかもたないから、聴衆に話者以上の関心を期待することは、甲斐ないことでしょう。どうも気乗りがしない。

どういう病気でも、その精神病理学があるのか。実は精神病理ということばは、英米圏では、症状レベルの疾病学という意味である。そういう意味ならば、すでに（この研修会で〔当時兵庫医科大学、後に京都大学精神科教授の〕）三好功峰先生がお話しになった。私には多分、欧州的な意味での精神病理を期待されているのであろうけれども、その意味での精神病理が、形だけあるという程度でなく、いきいきと意味あるものとして存在するには、いくつかの条件が必要だと思う。はからずも今日の題は、それを考えさせてくれたということができる。

精神病理学は、「意味の世界」に属する学問である。われわれは、「物理的事実の世界」、生物学の対象もそうであるが、これとならんで「意味の世界」にも住んでいる。そうでなければ今日ここに一堂に会して皆さんとお話するということもないわけである。

ＤＮＡの一方的規定ではおさまらない世界、それが意味の世界である。いろんな言いかたができるだろうが、私の心の中に起こっていること、それからそれに繋がること、たとえば対人的事象は物理的事実とは違う。むろん、私がこうしてしゃべっている内にも私の脳の中ではめざましいことがおこっているだろう。一瞬一瞬めまぐるしい変化がおこっているだろう。いろんな伝達物質が生まれ、移り、消え、しているだろう。それをビデオにとるところまではできるかもしれない。けれども、それをみても、何を考えているか、感じているかまでは分かるかもしれないけれども、――たとえば今怒っているとか、さむがっているとかですね――しかし、それは本質的に、毛が逆だっているから、怒っているだろう、さむがっているだろうと推論することと比べて、精密にはなっただろうが、同列のものではないだろうか。われわれのあの「寒い」という感覚、「腹がたつ」という事実、そこから出発した連関は意味連関であって、別の現実である。「了解」される現実である。心理的現実とか、主観的現実といってもよいだろう。日本語では、現実は「外部にあるもの」という含蓄があるが、西洋語の「リアリティ」にはたぶんない。だから、「現実原則にしたがって生きる」ということばは、日本ではちょっと誤解されがちである。しかし、今日は学生のための医学概論の時間ではないから、それはそれくらいにして、では、精神病理によい条件を列挙してみよう。

## 2　精神病理の好条件と老年期認知症

さて、条件の第一は、意味の世界であるから、人間同士の伝達可能性の上に成り立っている。したがって一番重要なのは言葉である。そして言葉が伝達性・了解性を持つということである。それから言語に随伴する伝達的な事象、たとえば身振りや音調がある。あるいは絵画とか彫刻でもよい。そういうものを非言語的コミュニケーションという。統合失調症の治療ではこれが言葉を補うのにかなり活躍する。

第二は、多彩性というか、豊富性、また、起承転結というか、変化、経過があるほうがわれわれの知性が働く。どんな学問も、ものが一つしかなくて、しかもそれが変化しないという領域には存在しえない。学問にかぎらず、意味の世界は関係性が重要だから当然であるが、関係も豊富性、分化性、力動性があるほうがよい。時間的にも空間的にも、ひろがりと中身とがある対象が好ましい。

第三は、第二とちょっと矛盾するようだが、ある種の単純性があるほうがよい。相互関係がある程度明確に定義でき、法則というほどの規則的な事象認識ができるほうがよい。第四は、隣接領域と関連している事象であるほうがよい。孤立した世界は学問の対象ではありにくい。逆に言うと学問としての位置づけがはっきりしているほうがよい。

第五は、医学であるから、治療とつながるほうがよい。治療の過程が事象について多くを教えるということもある。全く治らない病気についても病理学はなりたつが、生き生きとした関心を呼ぶかどうか。治る糸口をみつけようという意図があるから、今はなかなか治せなくても三好先生あたりがこう研究しておられるのであろう。

こういう条件を列挙して、老年期認知症とか進行性麻痺を当てはめて、さてどうかと考えると問題のありかが少しはっきりする。

まず、言葉が消えてゆく。意味が消えてゆく。それも何となく無差別に消えてゆく。どうも精神病理としては、諸行無常を感じる。意味の世界の上に成り立つのが精神病理だと言ったが、その土台がすうっと消えるのだから、どうもうまくない。

老年期認知症の絵画の論文もあるが、だんだん口がなくなり、鼻がなくなり、と消えてゆく話である。意味の世界もイメージの世界も頼りなくなり、次第に消えてゆくように見える。

第二の点でも、あまり魅力的ではない。第三の点はどうだろうか。これには問題はないけれども、内容があまりにも簡単で魅力的でないかもしれない。

第四の点では、内科と神経学と精神医学とのはざまに落ちているのが老年期認知症ではないだろうか。第五の点でもなかなかであることは、皆さんが一番よく御存じだろう。

## 3　統合失調症との対比と老年期認知症へのアプローチの反省

　こう書いてくると、あ、これは一九一〇年前後の統合失調症についての精神医学の考えと似ているのではないかという印象を持つ。

つまり、あの時期、統合失調症――早発認知症とよばれていたが――の人の言葉に意味的に耳を傾けて聞く人はいなかった。老年期認知症とはちがった方向だろうが、意味が消えて行くと考えられていた。

　反省が必要かもしれない。西丸先生が古い統合失調症の老女の常同性に根気よくつきあって、その意味を発見された、そのことを思い合わせよう。

ブロイラーの『精神分裂《（ママ）》病』には「まったく支離滅裂な話」の例が二つのっている。あれはまったくの無意味ではない。ごくささやかな例だけれども、それが半世紀の精神病理の進歩だと思うわけである。第二の手紙の後半は「院長は死ぬまでここから退院させてくれないだろう。黒い馬車にのせられて病院の隅に埋葬される、死んでもでられないんだ」という意味だと私は思う。ブロイラーは、院長としてあまり良い気はしなかったために、知らず知らずに、「全くのことばのサラダ」となったのではないかという、少し意地の悪い憶測が頭に浮ぶ。

むろん、無差別的・無選択的に言葉が消えて行くわけではない。有名な逆行性健忘がある。新しいことを忘れる。逆にいうと、古いことは記憶している。これは、重要な治療的資源で、まだ十分に活用されていないかもしれない。十年ほど前、高頭忠明さんという精神科医が、私立精神病院の女子病棟で集団療法というか、まあ座談会だが、やった記録が「東大分院神経科研究会誌（二）」（一九七六年）にある。手に入りにくい雑誌なので紹介するが、対象は統合失調症の老女たちで、皆さん御存じのように、ふだんはぽつねんと部屋の隅にいる人たちである。ところが、座談会をすると、昔の女優さんの名とか、有名だった遊び場、おいしかった食べ物屋――実にいろんな話がでてきて、そのにぎやかさ、和やかさは、ふだんから想像もできなかったという。ご承知のように、古い統合失調症患者には、ずっと前にリュムケが「プレコックス感」が消失すると書いている。おそらく統合失調症の人にとっても、年を取ることは悪いことばかりではないのだろう。いや、実際に、何年もたってから患者に再会して話題をそこに向けると、だいたいそういう人が多い。生活は大変になるかもしれない。しかし、心理的にはむしろ楽になる。異性に対するおびえなどは、ずいぶん楽になる。それに遠い過去はもう自分の安全をおびやかさない。遠い過去は、それに、未来とどこか似た性質をおびてくる。後悔は、一般に、近い過去についてすることである。

リュムケという人は、オランダ人で、晩年、ユトレヒト大学を定年でやめ、世界精神医学会会長をやって、WHOやWFMHをつくってから、ユトレヒト大学の関連病院の老人病棟の医者になって毎日老人を診ていたという。また、毎日、午後七時半から九時までは来客を待たせてでも、二階にあがり、心配な患者に電話をかけ、また予約をとって電話で話をしたということである。前者は論文になっているが、後者は林宗義先生がリュムケの家に泊まって知ったことで、一般の人は知らないだろう。彼の電話に支えられて生きていた老婦人の話も聞いた。半世紀前の話である。

彼は、外国では「プレコックス感」で有名だが、これはたまたまドイツ語で書いたためである。彼はほとんどの論文をオランダ語で書いている。実にさまざまの臨床問題を扱っている。オランダ語はドイツ人には簡単に分かるだろうと思われるかもしれないが、たまたま必要があって調べてみたところ、独訳の一巻選集はともかく、オランダ語の三巻論文集とか三巻の精神医学教科書は、ドイツのどの大学図書館にも置いていなかった。リュムケは、別に「プレコックス感」を重視していなかったらしい。(実は「プレコックス感」が日本でどう解されているかを彼は知っていて、「誤解だ、こまったものだ」といっていたそうである。これも林氏談)。ただ、患者と向かいあう時に医者に起こる感情については特別の関心があって、これについては弟子のファン・デン・ベルフに学位論文を作らせているが、老年期認知症については、自分でこう言っている。「われわれが、患者の前で、それがいかに社会的地位の高い人であっても、自分の〝デコーラム〟に気をくばらなくなり、さらに患者相手にちょっとおふざけをしてみたくなるならば、それは患者に老年期認知症のごく初期が始まりかけている確実な徴候である」。私の経験では、これは「プレコックス感」より確実である。

診断もさることながら、結局、老年期認知症患者を医者はそういうふうにあつかってしまうようになるのではないかという示唆を与えてくれる。これがその医者の倫理性如何ではないこと、プレコックス感と同じである。医者・患者関係の老年期認知症版ということである。デコーラムとは、「体面」と仮に訳すが、医者なら医者としての社会的威厳を維持している状態のことで、リュムケの指摘は、その努力をしなくなり、たとえばボタンをちゃんとはめているかどうかに対する気づかいがなくなることを指している。私自身、この指摘を知ってから、老年期認知症患者の前でほっと気が抜けるのを鮮明に意識するようになり、私のような一見みなりをあまりかまわないような者でもふだんは大変にデコーラムに気をつかっていることをあらためて発見したものである。

老年期認知症患者の作話に根気よくつきあって行くと、それが、でたらめな話でなく、その人の真実が作話をとおして見えてくるという（この連続講演における久山照息先生の講演）。これは私にはやれていないことだが、実に示唆するところが大きい。統合失調症患者の話をついこの間までわれわれは老年期認知症患者の作話くらいに聞き流していたのを思いだす。これは、認知症ではないけれども、親友のお母様が八十を過ぎて孤独になられて目もおわるいのですが、彼にたのまれて、ずっと週に一度くらい手紙か絵葉書を送っていると、はじめは返事を書くのも大変だったらしいが、最近は往復が順調である。これは私がお世話になった方で、私に好感をもってくださった四十年前の過去があるからできるのだが、初めは、当時のことばかり書いて、すこしずつ現在のことを加えて行くようにした。友人にいわせると、「全く過去に生きている方」ということだが。

今日、ここで皆さんとお話しているうちに、「残っている資産の活用」という医学の原則をあらためて確認させていただいたことになる。

## 4　老年期認知症患者との人間的関係をめざして

統合失調症患者への精神療法的接近が、健康な心理部分の発見、健康な心理との連続部分よりの接近、統合失調症患者の苦手なことへの理解とそれの迂回、あるいは心理的弱点の補強、最後に基本的信頼の維持、それから治療者側の悲観論の克服――そういう条件をそろえ、その上で精神薬理の援護射撃のもとに行われたことを想起しよう。

さらに、神経症の精神療法の経験を活かしたこと。また、総合的なケアの重要性。生活環境の重要性。そして、正常生活への強制的な型はめは、治療者の自己満足で、リハビリテーションは、患者の生活の関心と可能性と限界をうまくつきあわせて、そのミニマックスを考えたものでなければならないということ——これは身体的リハビリからわれわれが学ぼうとしてきたことである。

進行性麻痺の患者はいないわけではないが少なくなった。かつては精神科病院の大部分を占めていた。しかし、老年期認知症は違う。今後大きな問題となる。われわれもなるかもしれない。配偶者が、両親が、友人がなるかもしれないと考えると、ひとごとではない。

老年期認知症は、一つの宿命でなく、一つの特別の病気、病理的実体であるという（同じく三好功峰先生の講演）。これは、宿命論の克服への大きな勇気づけである。むろん、同時に、医療にロマンを求めることへの警告でもある。良質の科学は、われわれ臨床家を正気にしてくれる良い作用がある。われわれは、どうもリアリストになると悲観論者になり、「それではあまりにさびしい」と勇気をふるいおこすとロマンチストになる傾向がある。

老年期認知症を治して何になるのだという冷笑だってあると思う。しかし、人生には、生きてきた時間の量と関係のない、現在性の重みがある。五十歳の人間が、十歳とくらべて実在感、生活感が多い、少ないといっても意味がない。それから、「治す」という意味だが、若い彼・彼女にするということではない。それは、統合失調症の治療が病前の状態の復元を目指すのではないことと似ている。統合失調症の場合は、発病前には非常に不安定な状態であるわけで、多少見栄えはしなくとも、より余裕のある生き方に出ることがポイントである。患者は、この治療目標を積極的に承認することが多い。もし、そうでない場合は、何かの個別的な「みはてぬ夢」にひっかかっているか、周囲がぐちをいったり、はげましの手段に「過去の栄光」を持ちだしている場合だろう。老年期認知症の場合は、まだそれほど目標をうまく表現できないが、一般に、医者、特に精神科医の目標を「できるだけ豊かで無理のない人生をまっとうするように援助すること」と定義すれば、その定義に十分はいるものだと思う。内科医は、余命後二、三日と思われる末期癌患者に対しても高額の医療費と多大の努力をものともせず、延命に努力する。その当否はさておき、それよりも空しいこととは到底いえないことだけはたしかである。

討論のところで出たように、早発性痴呆（認知症）という術語が統合失調症におきかえられたところに宿命論の克服の第一歩があったごとく、老年期認知症という術語の置きかえが、一つの転回点かもしれない。それは、単に名をかえるという意味ではない。「病気」という認識のためである。「認知症」ではそこがあいまいである。晩発性アルツハイマー病がよいだろう。「アルツハイマー型老年期認知症」（S・D・A・T）でもよいが——。今、正式に老年期「認知症」になったが、異議がくすぶっている。

## 5　もう少し臨床に近づく試み

老年期認知症に臨床的に近づくには、統合失調症の時にそうであったように、すでに定式化されている心理療法が有力なヒントを与えてくれると考えるのが妥当であろう。

老年の神経症については、一見現実神経症の形をとるものが多いけれども、実際ははるかな昔の葛藤が生き生きと動いていることが少なくない。現実的な葛藤の代表のように見られる遺産分配の際の神経症においても、長い歳月の労苦に対する評価が欠けていたために、十分な額が、その老女および息子たちに配分されたにもかかわらず、胃潰瘍、うつ病、夜間せん妄をへて神経症的機構が明らかとなり、急速に治癒していった例を思いだす。重要なことは、有終末性に直面しての自己の決算であった。しかし、これが社会的あるいは家族的な他者からの評価を必要とすることはむしろ普通の現象である。引退した役人はよく「あの橋は自分がかけた」「あの道は自分がつくった」という。彼一人が額に汗して作ったわけではむろんない。予算を取ってくるくらいのことであるが、それほどまでに人は、自己評価の維持のために他からの評価を取り込む必要がある生き物である。

人間は、物質を、エネルギーを、エントロピーを、情報を取り込む存在であると医学部で教わるが、また対人的評価、家庭的・社会的評価を取り込む存在でもある。この欠如は、実際、大いに精神健康を損なうだけでなく、生物学的寿命にさえ関係する例は身近に見るとおりである。たとえば、引退した熟練工の場合。

もっとも、たしかユングの指摘していたことであるが、このように一筋の人生を歩む人が多いけれども、人生の路半ば、ユングによれば三七歳前後の数年間に転回をおこす人もいる。こういう人は、どうも、普通の人が、人生を年齢の積み重ねと考えるのにたいして、この転機以後は、終末からの時間を人生と見るようになるようだ。つまり、時間が、前者においては一様に過去から未来にながれてゆき、自分もその流れの上に乗っていると感じられているとすれば、後者においては、時間は向うからこちらに向って急流のように流れてくるといおうか。自己実現が人生後半の主題になるというユングらの主張は、この時間意識の転回を前提にするのではないかと思う。

こういう人の場合、遠い過去と未来とが同じ風貌を帯びてくるのではないだろうかとこの頃の私は考える。老年神経症について、主に名古屋で診療所を開いている大橋一惠氏がよく示している症例は、そういう場合である。遠い過去の未決済の事件が彼の生涯の課題となり、それが担いとおせなくなった時に症状を出す。それは、理解を求めるサインであるが、主題は「家族にもいえない」ことが多く、より内密的な親しさのある面接の雰囲気でしか明かされない。たとえば、運命によってついにむすばれなかった異性へのたちがたい思いである。そのひとはすでに世を去っていることすら少なくない。

記憶の喪失を医学はかたよって問題にする。精神療法の世界においては、老年における記憶の重みは、喪失よりも疾病惹起的である。「人を殺すものは記憶の重荷である」と老いたサマーセット・モームはいった。記憶の不思議は、何十年たった過去の傷が一枚の葉書が引き出しの奥からでてきたこと、いや、その面影に似たひとが通りすがったことだけで過去と同じ強度で再燃することである。これを指摘したのは、詩人ヴァレリーだが、多くの人に覚えのあることと思う。〝キンドリング（不意の再燃）現象〟は、何も覚醒剤にかぎらない。統合失調症の妄想をその中に加える人がいるが、それさえも、一般の中の特殊例かもしれない。

その種の記憶の負荷の、精神療法による解消が治療のポイントであることを大橋はいうのである。それは、その老年者のひそかな気持を汲むことによってなされる。無形のものに耐え通すことへの評価は、より密室的な世界での一対一的な事件でしかありえない。それに恵まれなかった者が、死の床で看護師を最後の告白者に選ぶことは決して少なくない。あるいは、付き添いのおばさんを。彼女らがいかに多くの秘密を知っていることか。

さらに、老いを「保留」することも人間には可能であるようだ。それは不老長寿の薬によってではない。無理、責任感、不幸を自分以外に荷ない通す者はいないという見きわめ、そういうものは多くの病いを保留するように老いをも保留する。統合失調症患者の両親が老年期認知症になった例はほとんどしらないくらいである。どうも、他の精神症状、多くはうつ状態か、もっと多くは身体病になるようである。

老年者の場合の一つの特徴は、多くの病いが合併すること、容易に移行することである。心身症、神経症、ヒステリー、せん妄、認知症、うつ状態、などの病的状態相互の距離は、青年や中年ほど遠くない。そして、認知症の場合をのぞいて、治癒は、多く、年相応の落着きに向う経過を取る——もし死の転帰をとらなければ。

認知症だけが、はたして例外であろうか。私は何も認知症を無時間性、無答責性、無終末性への逃避という心因説を唱えるつもりはない。ただし、実際は統合失調症においても幅がある。どうしてもやはり統合失調症になったのではないかとおもわれる症例から、いくつかの不幸が重ならなければ失調を起こさなかったのではないかという症例まで、その幅は広い。不幸は多くダブル・パンチであって、心理的態勢を立て直す間のないうちに次の打撃が襲うという場合であるが、強いシングル・パンチもないではない。特に男性老年者の配偶者喪失に伴う老年期認知症の発症は、統合失調症の強烈な状況因による発病をほうふつとさせる。それは、せん妄あるいは心因性偽認知症であるガンセル症候群かとおもわせる開始様式であるが、やがて霧が晴れるとやはり老年期認知症であったと判明する場合は決して少なくない。これを初期に「おだやかな老年」へと転導することはさし当り一つの目標となるまいか。

老年者の敏感さは統合失調症患者の敏感さとは異なるが、やはり独自の敏感さがある。常の対人恐怖ではないが、独自の恥への深い敏感さがある。サリヴァンは、統合失調症患者にとっては孤独は不安より耐えがたいものだといっているが、老年者にとってはなおさらそうであり、彼等が、ゆきずりの親切、一通のカジュアルな手紙にも異常なほどに感謝することは、統合失調症患者と通じるものがある。老年者に少ないのは、自然治癒力であるとはほとんど通念だが、統合失調症患者についても、最近までそうおもわれていなかったか。この点についても再考の余地があるだろう。老年期認知症患者の、死の接近にのぞんでの晩期寛解というべきものを見ることは決してなくはない。たとえば数年以上口をきかなかった老人が、看護師長に礼をのべ、遠い過去の善行を評価されると一しずくの涙をながして往生を遂げることがないわけではない。

意識についても、問題は残る。原田憲一先生は、軽い意識障害を認知症と誤診することをいましめておられる。そのとおりと思うが、老年期認知症は、はたして意識の病いでないかどうか。単なる注意の狭隘化ではない。どう表現すればよいのだろう。とにかく老年期認知症の進行を阻止する要因のいくつかは、意識を支える因子、意識障害からの回復の決め手的因子と同じである。たとえば、足底からの刺激すなわち起立歩行の重要性である。大腿骨骨折は認知症の顕在化の大きい現実要因である。また、三叉神経からの刺激すなわち噛む運動や喋る運動の重要性である。いれ歯を失くしたり、いれ歯があわないために認知症が進行するのは、周知といってよかろう。五官も重要である。親しい者の死去は、耳なれた音調の消失でもある。こう書くと、老年期認知症のリハビリテーションにもヒントとなる面がありそうである。

老年者に対する意地悪に近いものが、意識せずに行われることがある。それは、中途半端に日本の事情と日本語を知る外国人に対するからかいに似るものを感じさせる。人間が、あるいは日本人が、そういう特性を持っているならば、これは分析すると同時に、廃絶する方向の努力が必要だ。

## 6　今後さしあたりの努力方向

一つは、きめ細かなアプローチの適応決定である。たとえば、原田のいう、健忘を中心とする者には個別的・密着的アプローチが有効であり、作話が前にでている者は、仲間作りが重要だという指摘。こういう、治療対応的な分類ならば、非常に参考になるだろう。

第二は、発症状況である。認知症の状況論は、もう少しがんばれば定式化できそうな気がする。うつ病の理解は、うつ病の戦後発展した状況論によって大いに進歩した。

第三は、一般に内科医は、人生後半の病いは、それまでの生活習慣の総決算であると考え、非常に詳細に既往歴を生活習慣中心に取るが、老年期認知症も、その目で見ると何かみえてきはしないか。

内科の多くの成人病は、疫学によるヒントが出発点になった。たとえば高血圧の多い村、少ない村の比較である。長寿と短命については疫学的調査が多いが、老年期認知症についてはどうだろう。地域比較がよいか、生活習慣比較がよいか（肺癌とタバコのように）、あるいは職業引退者間の比較か。いずれにせよ、明確な対照性のある群がえられないか。

第四は、治療をとおしての理解である。われわれは、この点で、非常に不足ではないか。

一人ひとりが歴史の重みを持った個人であるのに、われわれはこれをしばしば集団、団塊として考えがちではないか。

とにかく、われわれが現状と通念とに満足しないところに新たな展開が期待されるのではないか。

(「兵庫県精神病院協会会報」五号　一九八五年)

**文庫版への付記**――何もわかっていなかったのが正直なところである。老年期認知症は現在も暗黒大陸であることが多い。精神科医の関与はまだまだである。今後も介護の世界にとどまるかもしれない。頭の中の崩壊感覚が時々あること、夢も①駐車場へ戻れない、道に迷うユメと並んで、②遠い過去の外傷夢(ある世代では圧倒的に空襲体験)、③混乱夢ともいうべき「ぐちゃぐちゃ」の夢の三種が少なくともある。また患者は、どうしてこうなったのかと自らに問いつづけていることが予想外に多い。この患者ほどコミュニケーションに飢えて、できたら語り尽くしたいと思っている患者はないくらいである。これに対して、人は「うんざり」するという感情を持ってしまう。

# 老人を襲うストレッサー防御への援助法

## 1　季節・気温などの物理的ストレスをコントロールする

よく老人はストレスに弱いということが書いてある。そういってしまえばそれだけのことであるが、身もふたもない話である。そういうことからは何も生まれない感じがする。第一、ストレスといってもいろいろある。そして、かならずしもマイナスにばかり働くものではない。また、ストレスといっても、いろいろ水準がある。物理的なストレス、たとえば気温の変化から、心理的なストレス、社会的なストレスといろいろある。第二に、老人には、ストレスに対して対処してきた長い歴史がある。これは一つの資産である。

まだまだあると思うが、簡単な場合から考えていこう。

実際は、みな常識的なことであると思うが、時々ことばにしてたしかめあうことが、老人と日々接している者には必要だと思う。私はもう若くないから、職業上と、自分自身のためと、両方の意味でこの確認は必要なことだと感じている。

物理的ストレスがある程度寿命を決めていることは、最近まで温暖な西日本地帯のほうが長寿の人が多かった事実からいえることである。季節の交代が急激であると、老人はこたえる。そして、若い人よりも老人のほうが時間が短く感じられるので、季節の交代はいっそう急激に感じられる。実際、季節の変わり目に老人の死亡が多いのは、新聞の死亡欄を見ていてもわかることである。

気温の変化に対して老人の身体は適応しにくい。自然とこまめに着物を脱いだり着たりする方法に頼ることになる。これは、多くの老人がいつの間にか身につける方法である。これを笑いものにしたりしてはいけない。私も、いつしか頻繁に、上着を脱いだり、着たり、シャツの袖をまくったり、戻したりするようになった。

しかし、ある程度の年齢が進むと、この変化を感じる感覚も鈍るらしい。老人に長く接していた人がいっていたことだが、頻繁に着替えをしているうちはいいが、寒さを感じなくなって、自分は平気になったといい出すと、あまり先が長くないという。これはほんとうだろう。寒暖を感じなくなることは、温度変化のストレスに対して強くなったことではなく、むしろ、心身が無防備で曝される事態だからだ。

気温の変化に対して、皮膚が適切十分に反応しないので、衣服で補っているということは十分に周囲のものが知っておく必要がある。夜間、特に冬から春はあけがたに室内気温がぐっと下がって、六時ぐらいが最低になる。若い人でも睡眠中は温度変化への適応力が鈍い。まして老人である。この辺りは特に注意する必要がある。

朝の目覚めの早い老人は、気をつけたい。このような時期には、衣服などの重ね着をして適応することになる。

ここでいっておくべきことは、老人は睡眠が少なくてよいということでは決してないということである。元気な老人はよく眠っている。それでも、最初の二時間くらいしか深い眠りでないので、長さで補ってほしいくらいだ。昼寝でもしないよりましである。朝早く起きるのがよいかどうかも、今いった温度調節の問題一つでは何ともいえない。もっと総合的に考えなければならない。一般に、生命の知恵というべきか、人間のとる行動にはそれなりの理由があることが多いので、周囲から生活習慣を変えるように勧めるのは慎重であったほうがいい。せいぜい、八十歳を過ぎたような人が、このごろ寒さを感じなくなったから寒中水泳をするといいだしたら、それは止めたほうがいいだろうな、くらいしかいえない。

気温の変化と気圧の変化が同時に起こることが多い。これは、特に前線の通過に伴って起こる。こういうときは病気の突発や悪化が起こりやすいので、注意が大切である。

衣服で調節するということは、最近のように冷暖房が普及してくると特に重要だ。これは、老人ばかりでなく、若い人にもいえることだろう。部屋に出入りし、乗物に乗り降りするたびに温度変化に曝されるのが現代の都会に住む人間の夏と冬である。

季節の変化がないことがのぞましいのではないが、夏と冬の温度差がある範囲に収まっていることがどうも良いようだ。日本では夏と冬の温度差がいちばん少ないのは沖縄で、二〇度くらいである。六〇度におよぶ地域も日本では少なくない。沖縄に健康な長寿者が多いのは、これだけではないが——老人を大事にする点がいちばんである——一つの原因だろう。

## 2 老人の労働。その本音と本態

労働は、身体的なものでもあり、精神的なものでもある。それはストレスだが、プラスの意味とマイナスの意味がある。労働は単純に楽しいものでも、単純にいやなものでもない。成果が見える労働や人間的接触の多い労働がのぞましい。成果がまったく目に見えない労働や孤立した労働は苦役に近付く。ところが、現在の日本では、西欧で外人労働者が受け持っているような汚れ仕事、深夜や早朝の仕事、成果が目に見えない仕事、ひとりぼっちの仕事が老人労働に依存している。

日本が西欧ほどには外人労働者を入れずにやってこられているのは老人労働者があってのことだ。清掃や保守、見張り、高速道路の切符切り等は老人労働者に頼っている。朝一番、二番の電車の乗客は老人労働者なのだ。これは、老人には所帯を養うだけの賃金を支払う必要がないこと、定期昇給の必要もあまりないこと（勤務年数が多くないからどのみち大したことではない）、老人で労働を希望する人が多いことの上に成り立っている。

彼等を空気のように、壁のように無視して通る人の多いことはなげかわしいが、それはそれとして、老人労働は、それ自体が悪ではない。人のいやがることができるのは人格の成熟の一つの目安である。腕力を必要とする仕事が減っているので、老人の労働で十分間に合う仕事は増えている。これからもますます増えるだろう。器用さや慣れた仕事の遂行能率はそんなに減少していない（開業医の平均年齢は五十七歳以上である。個人タクシーの運転士にも高齢者が目につく）。若い人を労働そのものに馴染ませるのに苦労している人から見れば、老人を雇用する側は楽をしているといってよいくらいだ。しかも、辞めてもらうのに、それほどの抵抗がない。老人労働が低賃金で使い潰しの労働にならないように公衆が監視していく必要があるはずだ。

老人の労働について、気をつけなければならないことは、しかし、ちゃんとある。老人の時間感覚は明らかに若い人より同じ時間を短く感じるようになっている。この点が、孤立した長時間の仕事に耐えやすくしている大きな要素である。実際、駐車場の老人労働者の単位勤務時間は聞くと一般に「へえ」と驚くほど長い。しかし、これは老人が疲労に強いということでは全然ない。法的な整備が不十分なのは、老人問題が未曾有の問題だからである。これから整備される必要のある問題だ。

時間感覚が違っているだけではない。疲労感覚も違っている。老人の疲労は、遅れて出る。即座に疲労を感じて、一晩寝ればすっかり疲労が取れている若者とは違うのである。だいたい、二日くらい遅れて出るということになる。その日には疲労を感じないことさえある。時間感覚の違いと疲労感覚の違いとは、老人が仕事をやり過ぎて参ってしまう原因である。

もっとも、多くの老人はこのことを肌で知っている。しかし、無理をしなれて何十年生きてきた人たちだから、強制されれば無理をしてしまいがちとなる。特に外界から遮断されていて、太陽の高さや周囲の明るさでしか時間が分からない環境での労働には気をつける必要があろう。まったく外界の様子が見えない職場では若い人でも時間感覚を失いがちであるが、彼等は、一日を老人よりも長く感じてくれる。

とにかく、老人の疲労が遅れて出がちなことは大いに強調しておくべきことだ。これは何も老人だけではない。精神病をながくわずらった人の疲れやすさも、遅れて出がちだ。同じく、普通でない大仕事、たとえば高山の登山だとか、長距離ヨットレースだとか、長く監禁されるとかの疲労も遅れて出る。いろいろな心労もその傾向がある。

## 3　必須の知識、環境の激変は避ける

老人に限らないが、本人にとって負担の軽減と見えることも、急激に起こるとマイナス

の意味のストレスになる。何十メートルの海底から急に海上に上がると「潜函病」という病気になる。少しずつ上に上がっていかなければならないのだ。心理的にも「潜函病」のようなものが起こる。急に減圧したときだ。

認知症老人の始まりの症例報告の典型はこうである。若いときに夫を亡くすか夫と別れるかして、子どもを抱えて頑張り、子どもを大学にやり、一流会社に就職させた。子どもは幸福な家庭を持ち、親孝行をしようと親を引き取る。「今まで苦労させたんだから」といって、いわゆる上げ膳、据え膳にする。暖かな部屋でゆっくり休んでください――。

これまでのところ、普通の母子家庭で一家を養い、十分な子育てのできるだけの収入が得られるのは、たとえば旅館の住み込み従業員とか病院の「付き添いさん」のような激務である。そういう母親が、子どもの懇望に負けて、温室の中のような生活に入る。それが認知症の引き金を切って落とす。

では、老人は、引き取らずにずっと孤独のままで置くべきか。そんなことをいっているのではない。孤立のままなら認知症にならないというわけではない。私のいいたいのは、あらゆる点について、できるだけの知恵を使って環境の激変を避けるようにすることである。引き取るにしても、老人にとって激変でなければよいわけである。普段からゆききしているとか、徐々に仕事から足を抜くとか、新しい「仕事」に就いてもらうとか、いろいろあるだろう。それでも、老人は木を移す時に起こる「植え傷み」と同じことが起こる。

老樹の移植と同じような配慮が要るのである。

老人が若いときから、少なくとも現役の時代の間に過ごした環境は、老人の資産である。それは、老人の歴史が作られた場であるから、歴史的資産であるといってもよい。だから、老いても人格形成にあずかったものが手近にあるほどよい。見知った路、見慣れた山川、馴染みの隣人、そういうものがあるから、多くの老人は故郷を離れるのをためらうのである。

どうも、同居に踏み切るタイミングがあって、それを過ぎると、何らかの問題が発生すると覚悟したほうがよい。私は、こういう植え傷みしかけた老人の回復を三期に分けている。第一期は、老人の過去を中心に話をする時期である。その華やかだった時期、少年少女時代（いうまでもなく女性が多い）について。一つくらいの手がかりがあればよい。後は老人自身がふくらましてくれる。われわれは古い時代を教わるという感じで聞いてゆけばいい。昔のことをさんざん調べる必要はないのである。幸い、古い時代の記憶は頑強である。

そういう時代のことが何の役に立つかという人もいるかも知れない。いかに古くとも、その人の人格を作った時代のことをまっとうに取り上げて話しあうということは、その人の人格の枠組みをしっかりさせる、自分史の再確認――おさらい――である。現在の首相が誰であるかなど枝葉末節の問題ではなかろうか。

男子老人の診療のほうがずっと機会が少ないのだが、男子の場合、どうも、生涯に何か一つは秘められたプライドの種を持っているようだ。役人をしていた人は、よくあそこの橋は自分が作ったなどという。独りで作ったわけではなくて、予算を取るのに参画したとか、設計の一端を荷なったとかいうことだろうが、それは生涯のプライドとなっていることだ。そういうことでなくてもいい。たとえば、肢体の不自由な息子を一生かけて面倒を見たということ、それはまったく自尊心の源泉として正当なものである。むろん、女性の場合にも同じものはあるのだが、これ一つというのでなくて、もっと拡がっていることが多いようだ。

過去を真剣に聞くということは、その人のプライドの再確認であり、支持である。老人の自尊心ほど貴重なものはない。一度なくせば再建する時間も機会もないことが多い。しかも、老人の自尊心の基盤ほど語られないものはない。老人は語りたくないのではない。語って無視され嘲笑されることを恐れているのだ。

実際、「おじいさんの（おばあさんの）あの話がまた始まった」といわれていないだろうか。なるほど、同じ話を繰り返し聞くのは苦痛である。

しかし、話題の一部分を主題にして話をふくらませることはできる。実際、真剣に関心を持たれているということは、老人に限らず、自尊心を強化する。古老の聞き書きは、しばしば詳しいものである。真に関心を持っている者ならあれくらいは引き出せるということを示す大きな目安になるだろう。

これは認知症への路を遮るだけではない。多くの心理的ストレスに対する保護を自尊心はしてくれる。それは対人関係にも影響する。いじけも、いじわるも、自尊心を失ったか、正当に認められていないと感じている人が起こしやすいものである。

第二段階は、引き取られるのが都会であることが多いとして、その都会にいる同級生や知人探しを家族にしてもらうことである。学校の名簿や年賀状、住所録などが手掛りになる。実際、こういう「お見合い」に成功することは意外に多いものである。そうすれば、付き合いの環がひろがるいとぐちが得られることになって、次には本人の意志がはっきり出てくる第三段階になる。かならずしも過去の対人関係の復活でない、対人関係の環に参加することも実際にありうるのだ。

## 4　ストレスを防御するためには

以上述べてきたところから、ストレスへの防御もおのずと見えてくるだろう。物理的な、あるいは肉体的なストレスに対しては、老人と若い人との違いを勘定に入れて、過度と激変から保護することである。

ここで強調しておくべきことは、老人のストレスに対する弱さは、現実には病気を介して現れることが多いことである。温度変化を代表として述べたのも、それが、感冒から肺炎を起こすきっかけとなり、また、脳出血やクモ膜下出血の引き金ともなるからである。実際、老人は、風邪を引くことと、もう一つ、ころぶことを恐れている。

起きられなくなると老化が進むのは、誰でも知っている。足底からの刺激は意識を保つ強力な力がある。それがなくなると眠くなるのは老人に限らない。うとうとすることで視覚という意識を保つ強力な力も弱まる。老人の部屋の作りの視覚的刺激が弱いとすれば問題である。絵一つあってもずいぶん違うはずだ。

過剰なストレスや、環境の激変を避けることも重要だが、激変のときに老人を守るのはまず自尊心であり、これをどう保つかは、老人の人格の枠組みを崩れさせないという根本的な重要さがある。もう一つは自信であり、特に自活の自信である。男子老人の脆さは自己管理の自信のなさにある。男子老人の脆さには、もう一つ愛されることへの自信のなさがあるのかもしれない。

逆に、多くの女性老人はこの点でも自信強固であり、子どもからの愛を当然視する。工業化社会での男子優位の結果の仕事本位（家族との絆の弱さ）と家事労働の免除とは、その帰結である老人社会の成立により、男子老人の基盤喪失という皮肉な事態を生んだ。

心理的ストレスに際して、もう一つ老人を保護するものがある。それは認知症そのものである。あまり大きな現実の激変、おのれの裁量を超えた変化は、老人でなくとも、虚脱を起こさせる。しかし、老人の場合、反応としての認知症そのものなのか、認知症が激変を機会に表に現れるのか、よくわからないことも多い。

配偶者や子女の突然の死の場合の急速な認知症がいったんある程度回復してから悪化することが多いことを思えば、両者が混じり合っているのであろう。認知症は、老人にとってストレスから解放された憩いではないかという発言もある。しかし、それはあまりに物事を斜めに見すぎるのではなかろうか。また、今日、認知症を救いようのない事態と見ている人が多い。しかし、これは結核の末期を以て結核を論じようとするものである。医学の初期段階では必ず起こる見解である。

おそらく、初期に心身の治療が行われるようになれば、現在の高度の患者は減少すると私は思う。そう仮定しないと、そもそもことが始まらないではないか。かつては統合失調症の典型として教科書に載っていた慢性統合失調症患者がひがな一日繰り返す奇異な行動は精神科病院でもまず見られなくなった。そして新たに精神科病院に入院する統合失調症患者は確実に減少している。同じことが今度はありえないのか。

(「保健同人・生活教育」七月号　一九八七年)

# 世に棲む老い人

## 1

老いの問題はもっとも古くより語られ、もっとも新しく直面をもとめられている問題である。

もっとも古くからというのは、棄老という風習から、シャカの説く、人間は老病死から逃れられないという認識までの幅においてである。

新しくというのは、老年に達する者はこれまで人間の中の比較的少数だったからである。希有であるからこそ祝福される存在であったのである。ある年齢を祝うのは、その年齢それ自体ではなく、その年齢まで無事に達するのに成功した幸運を祝うのである。

比較的多数の人間が老年に達することが自明とされるのは、ごく最近の出来事である。同じく老年期認知症が医学の問題として新しいのは、老年者の増加に伴い一国数十万数百万という規模で発生するようになったからである。かつて、それは比較的希有なものとしてさほどの問題でなく、認知症者を鷹揚に迎えられる余地が社会にあった。逆に、現在、老年期認知症（特にアルツハイマー型認知症）の問題は、解きようもなく深刻であるかのように見え、米国においては〝アルツハイマー〟という名自体を聞くと普通の人がありありと恐怖の色を示す。

医師の間でも、これについては悲観論が支配的であるように見える。

もっとも、医師というものは一般に病気について悲観的に傾くものである。医師は自然に放置すれば悲観論に傾くようなあり方に身を置いている。実際、病気について楽観的な医師というものの少ないことは多くの人が実感しておられるであろう。政治家もいささか似た理由によって悲観論を口にしがちである。医師と政治家とが、現在、老人問題については悲観論の共同戦線をはっているので、老人問題はいやが上にも暗い彩りを帯びているという面があるのではないだろうか。医師は、アルツハイマー病の不可逆性について説く。あたかも、一九二〇年代の統合失調症についての悲観論を聞くようである。

その理由のかなりの部分はこうであろう。多分、医師も政治家も、問題があることによって存在意義が生じ、その問題が深刻である面を強調することによって尊重される度合いが高くなる職業である。実際に解答のない問題のほうが多いのが現実というものの一般的性質だから、この強調は真っ向から論理的に否定されることはない。一部の医師や政治家が、自分の職業に内在するこの傾向に逆らって、楽観論を唱えると、失敗を許されないような実行をせまられ、結果としてうさんくさい存在に転落してしまう。

彼等は憂えることを美徳とされる職業である。しかし、時として、予言がその実現の確率を高めることが知られている。逆に、選挙の楽勝予想のように実現の確率を低める予言もあるのだが、病気については、すくなくとも統合失調症においては、楽観論を持つ医師あるいは楽天的な医師の患者のほうが治癒率がよいということが米国では証明されている。経験的にそう言ってよいと私も思う。老年期認知症についても楽観論の一匙が必要だろう。

実際、老年期認知症（アルツハイマー型認知症）は、老人のすべてがなる病気ではない。このまま平均年齢が延びれば、老人の三分の一とか半分とかがなるという議論がある。しかし、外挿法という推論はあまり当てにならない。それに、この議論には、すべての人間が百二十歳まで生きるならば全員がガンで死ぬだろうという話に似た点がある。おおよそ、今日まで四十年の、わが国の長い歴史の中では比較的波風のない時期においてさえも、どの時点で行われた未来の予想もおおむね外れた。老人の比率が社会の耐えられないまでに増大するということも「現在の世界とわが国の状況がそのままの傾向を維持したら」という仮定のもとになされていて、この仮定がはたして実現するかどうか、ほんとうのところはあやしい。この仮定は、仮定にもならないような仮定を無数に積み重ねた上に成り立っているものだからである。ただ、仮定をたてるとしたら、他に仮定のたてようがないために、この仮定があり、それにもとづいて医師や政治家がそれぞれの行動を行いながら、それぞれの思惑を以て公衆に訴えているのである。

こういう訴えには、それぞれの専門職の、なかなか外部からは否定しがたい主張にまじって、大量の固定観念が混じっている。老いについての固定観念を除去することは非常に困難であり、現実に訴える力を持っているものは、このほうの部分なのである。

あっさり、先に言ってしまったほうが、先に進みやすいと思うが、アルツハイマー型認知症を医学的に解決する方法は、初期から治療を始めて進行を遅らせることである。初期ならば現在の技術でも進行を遅らせることができそうであるし、ある程度は後戻りさせられるかもしれない。硬直的に不可逆的と考える必要はないのである。永遠に、いや数十年も遅らせつづける努力を必要としないのはいうまでもないことである。数年から例外的に十数年が努力の必要とされる時間の長さである。主に若い時から始まる統合失調症とは全然違う。

今後数年あるいは十数年、医療あるいは福祉は、もう少し厳しい状況に耐えなければならないだろう。それは、しかし、医学の進展如何というより、病気が進行してしまったグループを主に相手どらなければならないからである。だが、それはかつて結核に払った努力より大きいものではないだろう。そして徐々に展望が開けるだろう。

不思議なことに、社会における医学的問題のサイズはある程度一定であるように見える。四半世紀ほど前、結核に代わって精神病が問題になった。特にわが国の精神科病床数は世界有数のものになった。それには多数の因子があずかってのことだが、結核が克服されなければ、この事態はありにくかったはずである。何よりもまず、精神病者は一般よりもはるかに多く結核に倒れていたからである。今、外来で治療する技術が進んだからか、一般公衆の意見が変化したからか、二十年前に比べて精神病棟の入院者は明らかに高年齢化した。多くの精神病棟は二十年、三十年前のように青年の姿が目立つのではなく、中年から初老の人が多いようになってきた。

もっとも、青年の多い過去の姿が常態かどうかというと、戦前の患者は結核と飢餓と、それから敗戦直前における軍による病院の大量接収、患者の強制退院とによってほとんど一掃されたために、敗戦後しばらくは青年患者が非常に多かったという事情があり、また入院治療中心主義だったからである。

精神病の入院治療の中心である統合失調症は過去三十年間、軽症化の傾向を辿ってきたといわれている。その根拠も、また、かりにそうだとしてもその因子の分析が大変困難であるが、総体としては肯定してよいであろう。うつ病は入院という事態は特別な場合というようになってきている。そして、すでに米国では統合失調症よりもアルツハイマー病が重大な問題とされ、公衆の恐怖の的になっている。アルツハイマー病の時代も一時期的なものだろうと考えてはどうだろうか。ここで外挿法の危険を私が冒しているのは当然だが、その際、一般的条件をもっとも楽天的に置いていることも言っておきたい。もっと不幸な状況もありうる。飢餓は戦争末期に大勢の老人を倒した。今のアフリカなどではあの時と似た状況が実現しているであろう。第一次大戦末期から戦後にかけて、戦争よりも多くの死者を出したといわれるインフルエンザ(いわゆるスペイン風邪)の世界的流行は、これまた多くの老人を倒した。

## 3

政治の関与する問題としては、現在すでにある方向性が見えていると思う。保守が危うい平衡の上に立っていた時代、いわゆる保革伯仲の時代には、農民とともに老人を保守の側に引き止める切実な必要が存在した。この切実性の減退とともに、老人福祉が後退するのは、国民の数パーセントとなった農民にたいする政治の態度の変化とともに大いにありうる傾向であろう。ただ、そのために老人問題が前面に押し出されすぎていることを感じる。

もっとも、都市生活者と青年とに政治の安定を賭けるのは、大きくとも不安定な基盤に保守が立脚するという冒険的要素がある。だから今、教育問題が重要視されるのであって、ここを押えておかなければ大変だという危機感があるのであろう。教育は、階級の質と量とをある妥当な範囲に保ちつつ維持する装置として、人類の発明した最良のものである。すくなくともそういう方向に急速にことは動いているように見える。まずしい階層からの高等教育への道は確実にせまくなっている。狭義の教育費の問題だけでなく、周辺費用のみならず、教育そのものが比較的豊かな階層に適合した雰囲気のものとなっている。高等教育においてはもちろん、初等教育においても、それが感じられる。その結果であろう、かつては貧しい階層から師範学校へ進んだ教師が持っていた、貧しい子への共感能力を、現在の教師の多くは失っているように見える。能力による選別が厳格に実施されているかに見えるが、その能力を持つための経済的基盤の必要性は急速に増大している。国民総中流階層の幻影はいたるところで幻滅を味わうことになるだろう。戦後、食糧からはじまった、国民の最も獲得したい対象《もの》は、電化製品や自動車をへて住宅で終わりを告げたかに見えたが、今や〝教育〟がその位置を占めつつある。それは、高度成長時代とはうって変わった社会に相応しいが、ある階層以下の者にはその名に価いする高等教育は次第に土地以上に手の届かないものになりつつあることを感じる。

　このことが社会を沈滞させるとは限らない。優秀な人間が皆社会階層の上部に登りうる社会は、社会を実質的に運転する階層に欠陥が生じること。これは少し考えてみると分ることである。わが官僚制度の効率が、昇進に上限のある身分に優秀な分子を維持することに依存したところは大きい(階級と社会の活性とについてのピーターの法則)。

同じ理由によって、社会党の衰微は、かつての貧しい階層より出て鉄道教習所や逓信教習所に入らざるをえなかった人たちの消滅と関係している。その優秀な分子の一部が労働界や労働者政党の指導者層になり、その他の労働者も労働者政党と一体感を持つという事態は、消滅して久しい。

戦後、高度成長以前の飛躍的大学増、高校増が、さしあたりは潜在的失業者青年を父兄負担でプールして社会の安定に寄与しながら、長期的には高度成長時代を担う者を産み、さらに、今述べたとおり、労働者政党あるいは労働者組織の衰退をもたらしたことは、おそらく、予想外の一石三鳥であったろう。今はその役割は終わったというべきである。一つの時代の終わりということを感じる。

## 4

ここで指摘した社会変動と老人問題とはどう関係しているだろうか。

国民総中流階層の幻影がさめる時が、生涯にすくなくとも二度ある。一度は、就職の時であろう。しかし、この時の傷をいやすような装置を組織は一般に作りだして、組織の活動にかげりが生じないように工夫されている。もう一度は、五十歳代の、職業からの出口である。それまで有利な位置にあったものは、いっそう有利で安定した位置に進み、そうでなかった者はいっそうそうでなくなる。どこかに見えない一線があるように思うが、とにかく社会的な格差は、はさみ状に開く。

これは、同時に、日本的労働の形態とみなされてきたもの、すなわち擬似家族としての職場という幻想からさめる時でもある。もっとも、これと関連した終身雇用制は、かなり以前からその底を掘り崩されてきた。一九八七年における「国鉄一家」の解体は、崩壊過程はるかな過去から始まっていたとはいえ、「三池争議」における炭鉱夫共同体の離散と並ぶ事件としてまさに一時期を画するものではあるまいか。

こういう社会の現状の描写から始めたのは、今の老人が生きてゆく社会が、ここ数年の間に急速に変貌し、一時期の潮だまりのようなぬくみ——あるいはその幻想——を失ってきたからであり、そして、そのことが、私の知るかぎり、まだまとまって記述されていないように思うからである。

世に棲む老い人とは、社会の中にある程度にせよ安定した、生態学的な意味でのニッチ、すなわち、他からあまりおびやかされずに棲んでいられる、眼にみえない安定した領域を発見している人たちのことである。とすれば、急速に変貌しつつある社会の中では、変貌にふれずに世に棲むことを語るわけにはゆかない。

この企画（岩波講座『老いの発見』）に参加した時には、ある程度、それが語れるのではないかと思いこんだ。しかし、それが幻想であることに、やがて気付いた。時代の節目にあると思うことしきりである。

## 5

生態学で「ニッチ」(生態的地位)といわれるものは、ある種なり個体が環境と動的な平衡を保ちつつ生存のための諸条件を安定して維持できる領域を指すようであるが、そのような意味においてできるだけ多様な人々に「ニッチ」を発見し、再発見し、そこからヒゲ根を張る機会を比較的容易に許容し供与する社会が、精神科医から見ての好ましい社会の、十分条件ではないにしても、重要な必要条件であるように思われる。人間は、生きてゆくに従って、何度か「ニッチ」を取り替えるし、ヒゲ根の張り方も違ってくる。しかし、生涯あるいは、相当期間「ニッチ」を発見できない人は「群衆」であり、発見できないどころか、その社会にいられない人は「難民」である。社会が内部に難民を抱えるということもありうるし、敗戦直後にはそういうことがあったのではないだろうか。

これは、森の腐葉土のような、多様な生物の生息する土壌を念頭においた考えである。こういうところでは、思いがけない一隅に思いがけない生物が棲み場所を張っている。もっとも、こういうところでも「ニッチ」を発見できなくて「群衆」化している生物もありうる。しかし、広いコンクリートの運動場では「ニッチ」を発見できる個体はあってもわずかだろう。もっと条件の悪い場では、そもそも生物が生存しえないということもありうる。

かつて自然の一部分であった人間は、自前で「土壌」を作る必要がなかった。今や自然からはみでた人間は、自前で「土壌」を作ろうとして苦心している。しかし社会組織、政治組織はいろいろあっても、なかなか自然に匹敵する土壌にならないようだ。それでも、かなり多くの個体が「ニッチ」を発見できる場合とそうでない場合との間にはずいぶん格差があるように思われる。

問題を一般化しすぎたかもしれないが、ぜひ言っておきたいのは、多様な「老い方」を許容するような社会を成熟した社会といい、一様な老いしか許容しない社会は老人を「群衆」化し、老人には場がない社会は、老人を行き場のない悲劇的な「ボート・ピープル」のような存在にするということである。

## 6

現状は、急速に流動的であるように見える。

私が「世に棲む老人」という課題を与えられてからそれほどの年月がたっているわけではないのに、老人を巡る事情はその時と同じではないように思われる。

多くの官庁や会社で、清掃や管理の仕事を外注に出すことが急速にひろまった。その受け皿のかなりが老人労働である。

現在、多くの老人が労働に従事しているが、特権的な少数者以外の老人労働を観察すると、西欧で目撃した外国人労働者《ガストアルバイター》の従事している、いわゆる汚れ仕事が多く目に触れる。高速道路の料金所であったり、病院や駅あるいは新幹線の清掃や車内のごみ集めであったりする。昭和三十年代すでに日本に外国人労働者を導入するべきであるかどうかが議論されたと聞くが、わが国はそれを別の方法で解決したように見える。青年——学生であることもないこともある——の臨時労働であり、家庭婦人のパートタイマーであり、農村からの出稼ぎであるが、とりわけ、西欧における外国人労働者的な印象を受けるのは、老齢労働者である。それは、特に裏方的な存在であって、労働の舞台において、他の労働者からも客からも通行人からも、あたかも歌舞伎の黒子《くろこ》のように無視されているからであろうが、実際にも、家計を支えるだけの賃金を支払わなくてもよいという、外国人労働者にはない待遇の格差が公然と存在するであろう。青年失業者の出現がみこまれる時代になっても、老人労働者が依然必要とされ、実際に存続する可能性は高いと私は思う。それは西独に見るように、青年失業者が外国人労働者の位置に取って代ろうとしないといわれるのと同じ理由である。仕事の条件や内容が彼等には受けいれがたいからである。早朝の出勤、夜勤、吹きさらしでの勤務、単調な勤務、よごれ仕事、時には危険な勤務さえもある。そのうえ、老齢労働者には、もはや昇進の道を示すことも、そのまぼろしを与えることもいらない。

家計を維持できるような賃金への配慮もいらない。仕事を与えることが、すでに老齢労働者にたいする恩恵とさえ受けとられるようになっている。仕事をもとめている予備軍が大勢いるからである。わるくいえば使いすて的に解雇しても、家族あるいは公共が受け皿となってくれる。そして団結して騒動を起こすことはまずない。

年齢とともに衰えることがもっとも少ないのは頭脳である。実際、老齢労働者の仕事ぶりは、実際に見る人は賛同されると思うが、一般にきびきびしたものである。なるほど、強い力はないだろうが、そういう力を必要とする労働の機会は青年労働者にとってもほとんどなく、機械がそれを代行している。現実に老齢の自動車運転者がありふれた存在であるように、経験が反射神経の衰微をカバーする度合は予想以上に大きい。器用さについても、老職人をみればよい。あるいは、九十歳を超える老彫刻家などを見ればよい。そういう例外者でなくとも、老人が実に器用であることは、おばあさんの孫への手づくりの贈り物一つをみてもわかる。

私にとっては、不利な条件のもとで黙々とはたらいている老齢労働者は、むしろ老いの尊厳を、つよさを、したたかさをも代表しているように見える。それは、彼等の現状を肯定するという意味ではないけれども、すくなくとも私にはあわれみの眼を以て対する存在ではないのである。しかし、それは老い人が直面しているきびしい状況を如実に物語る光景でもある。

## 7

老いのしたたかさというものは、元来は長年の淘汰圧に耐えて生きのこった強さである。今の老人には戦争による淘汰があり、戦後の飢餓や結核をはじめとする伝染病による淘汰があり、急激な社会変化のストレスによる淘汰があった。そういうものをへて今老い人としてあるわけである。

過去の老人はいっそうきびしい淘汰に耐えて生きのこった存在であったから、長寿と健康や英知とが結びつけて考えられていたのであろう。長寿者が人間の一つのモデルとして考えられていたのは、それほどの昔ではない。

実際、青少年には生死の問題と映るような問題でも老人にはすでに乗りこえた問題、さほどの問題と思えない問題となっているものが少なくない。多くの果たすべき課題はすでに過去となっている。かつての結核、今日の精神障害を含む心理的危機も、主に青年期に遭遇するものだから、今はあまり恐れなくてよくなっている。そして、多くの未知だったものにはそれなりに解答が出ている。期待からは遠いものだったとしても、とにかくある結果は手のうちにあるわけだ。

ただ、特に強壮で裕福な人だけが老年に達する社会と、一般人口の相当部分が老年に達する社会とでは、この「したたかさ」にも変化が見込まれる。

数千年前の社会にも長寿者は存在した。平均年齢が二十に満たない社会にも八十、九十の老人は存在する。現にかくしゃくとしている人にも出会う。彼等は特別の強さの他に栄養を十分とる裕福さと、さまざまな危機を逃れる幸運とに恵まれた人である。

おそらく、新しい問題は、一般人口の相当部分が老年に達する「一般的長寿」の時代ということの中にある。この時代にあっては、老人の心身のしたたかさは減少する傾向にあるだろう。淘汰圧を形づくっているさまざまな障害因子の消滅や軽減、要するに淘汰圧の減少が一般的長寿化をもたらしたのであるから、これは論理的な帰結である。実際にも、老化ということ自体はさほどの問題でなく、病気をもたない老人は予想をこえてかくしゃくとしている。多くの生理能力が二、三割減少するということは、よく考えてみれば多くは青年でも個人差の範囲に入り、相対的な問題であって、大問題ではないわけだ。裏を返せば、老人問題は、一般的長寿化の時代にあっては、その病気にある。つまり、老人の問題は有病率の高さであるということになる。

かつての老人が、病気をしなかったというのではない。それは老人を生きながらえさせなかった。あるいは老齢に達するまでにその人を倒した。慢性病を背負って生きる人は今より少なかった。

今日では老人の病気のコントロールが、老人を世に棲む存在とする上で重要な決め手の一つである。いうまでもないことだが、慢性老年性疾病の結果がしばしば老齢そのものと混同されている。

実際、老年病の有効なコントロールは次第になされつつある。また医学のアクセス性は、多くの障害にもかかわらず、未だ十分ではないにしても、向上しつつある。これを阻むような動きは長期的には「老人問題」を重症化するだろう。

遺伝性のある糖尿病のような場合をも含めて、人生後半の病気は、それまでの生活習慣の集大成であるという面があって、取り返しのつくものとつかないものとがある。

老いて失明し、道を横断するにも人の手を借りずにはすまなかった最晩年のサルトルは、「老いとは他者である」といったそうである（鈴木道彦『異郷の季節』、みすず書房、一九八六年）。この、周辺からの他者化、あるいは思いがけない部分の他者化は、相当部分が、有病率の高さを介しての老いに見られるものである。サルトルはその例に入るだろう。「他者化」とはいろいろな意味にとれることばだが、さしあたり、不如意性ということである。そして、自分の一部であったと観念していたものが他に委譲されるということである。この他者化に抗することが課題であり、かなり成功することもある。老眼鏡や入れ歯を自分の一部にしてしまう心理的作業である。この作業は相当な大仕事である。この二つがいずれも相当に苦情の多い器具なのも偶然ではない。補聴器とくれば前二者ほども成功していないようだ。はずしている人が結構多いからである。有意味な音だけを選択して拾う能力は自然の耳になお及ばないからであろう。喉頭がん手術後の食道発声の悲しさは聴きなれた自己の声との訣別だという。性のようなものも紆余曲折をへつつ他者化してゆく。また、睡眠からの疎外は、生命を下から掘り崩す不愉快なものである。

しかし、健康な場合も悩みがないではない。

## 8

高齢に達しながら、老いを耐え難いものと受け取っていたらしいサマセット・モームは、死に近いころ、「人を殺すのはその記憶の重みである」と言っていたそうである。老いと記憶力のおとろえとが結びつけられることが多い中で、この発言は一見奇異に響くかもしれない。

モームの人生が悔恨の多い人生だったということはありうる。一見成功した人生の裏側、はしばしば無残なものである。そうではないにしても若い時からある一貫性を以て生涯を生き通した人が老年に達して失調を来すのを、精神科医として何度かみた。

モームの場合には傑作をものしようという一貫性であったかどうか。私のみたのは市井の人ばかりだが、おとらぬ一貫性を以て追求したものがあった。たとえば、金銭取得である。あるいは特殊な健康法である。これらは、青年期の迷い多い危機的な時期において、それぞれ有効な解決だった。それぞれ長年実践し、ある程度成功した人生を形成して、七十以上の高齢に達してなお健康にめぐまれている。しかし、さすがに、年齢は実践の継続をいささか息切れのする苦しいものにしつつあり、この登り坂は今後ますます勾配が急になる見込みである。しかも、その意義のほうは逆に次第にうすれてくる。金銭取得は大半の目的を果たしてしまった。健康法は逆に健康を損なうものになりかねない。

若い時に成功した解決法のままに進んで老年に達した人の中には、やむをえず、一種のパラシュート降下とでもいうべきものを起こす人がいる。ある夜、彼は悪夢を見る。たとえば、たくさんあると思っていたおまんじゅうの箱の中を見るとたった二つしかのこっていなくて、それにも家族が毒をいれたらしい。この夢の意味が、財産に関係しているのか、家族がいなくなって老妻だけになっているということなのか、老いの日が短いかもしれないことなのか、それは詮索しなくてもよい。そのいずれでもありうるだろう。ただ、この夢が彼に深刻な動揺を生んだことは、その夜、夢からさめやらぬままに交番に飛びこんで、医師を紹介されたことひとつからでもわかる。

こういう悪夢が、若い時の生き方をもはやつづけてゆけないという、生体の側からの告知であるのを、私は何度か経験した。結局、こういう場合に重要なのは、夢の圧力を軽減する処方もさることながら、生涯の復習をこちらが一緒に行うことなのだ。成功した場合には、悪夢は消え、しかし、本人は急に年齢相応の人になる。それまでの、年齢不詳の感じ、一般に年齢より若く、何かぎらぎらしたものが彼を突き動かしていたという印象はぬぐったようになくなるのが普通である。

生涯を一筋に生きた人には、過去をもう一度振り返り、たどり直す、いわば「おさらい」の過程が必要なようだ。もっとも、こういう機会はありそうでなかなかない。いつか自叙伝を書いてみようという夢を見ながら、そのままになる人は結構多い。実際、人を面白がらせる（と本人が思う）エピソードしか語る機会がないのが普通である。その結果、引退した官吏や会社員が、「あの橋は自分が架けたのだ」「あの会館は自分が建てたのだ」と何度も語って周囲の人の微笑を誘うことにもなる。重要なのは、人間が意味を求める存在でないことはだれでも知っている。ああいうものが一人でつくれるものでないことはだれでも知っている。重要なのは、人間が意味を求める存在であり、ことに自分の（もうやりなおせない）人生の意義づけを求める存在であって、橋なら橋はその象徴であるということだ。家庭婦人が子供に丹精するのにも似た意味があろう。何も「出世」した子供ばかりではない。障害児を育てあげたことには、先の場合におとらない意義がありうるし、その意義づけが受容されるのも同様あるいはそれ以上である。

このようなたどり直しと受容と肯定との過程が起こりにくい場合は、聞く者の側の検閲を予想するためという要因が大きい。過去が「論理的に一貫したものであり、倫理的に裏表ないものであり、さわやかさと余裕が美的印象さえ与えるものである」ということは普通ない。そういう個人史は、成功した実業家などで稀に聞くくらいのものだが、それさえ何とはなしに真実味の薄いものであることが多い。そういうものから程遠いのが実際の多くの生涯だろう。聞く者が近親者であれば、その記憶が一家にとどまってながく残ることにもなりかねない。そうでなくても、善悪を以て裁くような聞き手には話せない。老人のカウンセリングの重要性はこういうところにあり、ただ今老人の直面している対人関係だけが問題なのではない。実際には、老人の直面している対人関係に、生涯の問題の未解決性が関与していることのほうが多い。たとえば、遺産分割で老母が難癖をつけつづけている場合があったが、この老母は最近つづけて胃潰瘍とうつ病を経験しており、この難癖には単なる意地悪ではないものが感じられた。老母は十分な遺産分配を受けており、自分の分け前でなく子ども同士の配分に難癖をつけていたのだが、それも自分の増額を図ってのことではなさそうであった。子ども同士は納得しているのに、この老母の、夜間暴力までふるう「老いの一徹」は皆の謎であった。精神科医が関与して、結局、わかってきたことは、先ほど亡くなった彼女の夫は、事業に消極的であって、つくられた財産は、四十年以上もの期間の彼女の切り盛りに負うところが多かった。しかも、彼女は、障害者を含む子育てをなしつつ、夫を盛りたててきたのであった。このことが彼女の口から明らかにされたので、遺産配分の状況を聞いてみたところ、「おばあさんには悪いようにしないから」と配分の会合の席からはずされていたことがわかった。この老いたる女性にとっては、数千万の金が問題なのではなかった。遺産配分の場は、生涯が評価(appreciate)されるかどうかのかけがえのない場であるはずだったのにそうはならなかったのだ。おそらく裏表のないねぎらいと感謝と尊重とが必要だったのだ。この解釈が当たっていたらしいことは、精神科医との対話を数回重ねるうちに老母の気持はしずまり、そして表情も一変しておだやかな老い人となった結末から推論されよう。

appreciateとは、単なる値踏みでなく、「preciousなものとする」、つまり貴重さ、かけがえのなさを表現する意味である。

## 9

人生前半の課題は挑戦であり、後半の課題は別離であるというテーゼがある。おそらく正しいだろう。それは所有していたものとの別離だけではない。所有しなかったもの、たとえば若い時に果たせなかったことへの悔恨からどう別離するかということもある。もはや果たすことはないであろう多くのことへの別離である。

この別離がうまく達成できるかどうかはきまっていない。若い時に実らなかったことへの悔恨を繰り返し繰り返し思い味わい直している老い人も決して少なくない。

さらに新しい別離が日々発生する。

ある別離は外からの事件としてくる。さまざまな関わりのあった人との死別。それは、肉親との死別から、未見におわった人——しかしひそかに師、モデル、遠い星とあおいでいた人の死亡記事までの幅がある。生別もある。子の親離れから、遠くに去る友人まである。もはや新しいものが二人の間には生まれないであろうという予感のもとでの友人との心理的な別れもありうる。住み馴れた環境からの別離がある。手馴れた職やなじんだ職場との別離から、子の家に引きとられる場合、さらには老人ホームに入る場合がある。こういう場合には周囲の人間的環境との別離が起こるが、それだけではなく、なじんだ事物との別離が起こる。老人ホームがほんの僅かな私物しか持参を認めていないことは不幸な事実である。子に引きとられる場合にも多少は発生する事態だろう。世に棲んで張ったヒゲ根がはぎとられる事態である。

内から来る別離もこれに劣らない。先にサルトルを引いて「他者化」と表現した事態である。自己の知的、感情的能力の低下の自覚、生理的能力の低下の自覚、食・性・睡眠の三大欲望といわれるものを始めとする「不如意性」の自覚。さらに生の目標、模範、価値ある習慣、幻想などの喪失。これらは自己評価を下げる方向に働くものである。

時には、別離は外部から強制される。時には外部からの強制を先取りして自己規制を行う。特に「老人らしさ」からはみ出ないようにという規制。

## 10

実際には、老人はさまざまの手段を駆使して、これらの別離に対処する。

世俗的な水準での抑圧あるいは否認がある。青年らしい服装、身のこなし、新しい勉強、稽古事、若者的行動、スポーツ、恋愛、その他。宗教あるいは擬似宗教への傾斜にも、老いから死への過程の否認がはいりこんでいることがある。撤退（引きこもり）もある。大きすぎる現実の衝撃には、無気力から事実上「認知症」への撤退までありうる。一人息子を航空事故でなくした老母に起こったことである。急速に起こったこの「認知症」的反応は幸い可逆的であったが――。連れ合いをなくした直後に老年期認知症の顕在化することはありふれた事実である。理想化や同一視もある。過去の自分に対するものもあり、現在の自分に対するものもあり、宗教的なものもある。精神的視野を狭めることで対抗すれば老いの一徹が生じる。

　これらの心理的手段には、それぞれの有効性があり、それぞれの失調があり、袋小路がある。おそらく、これらの心理的手段のどれか一つにかたよらないこと、どれか一つにあまりに強くしがみつかないことがよいのであろう。これらは、過去の復習をつうじて「あきらめ」と「ありのままの自分をそれなりに肯定すること」へと通じる路をふさぐほどでないことがのぞましいのだろう。ここでは「あきらめ」自身が「あきらかに見る」という意味を持っている（土居健郎）。執着ではないが、まったくの撤退でもない。現実原則に戻ること、そしてその苦渋な過程があきらめというものであろう。あきらめというより、ふっきれるというほうが当たっているかもしれない。そして、老い人は若者よりも、ふっきれることにはいくらか容易になっていることが多い。

　老いの受容や死の受容については軽々に語るまい。少なくとも老い人にむかって真っ向から語るものではないようである。実際、誰が語ることができるだろうか。この二つは、老い人がさまざまな経験をつうじて間接的に接近するものだと私は思う。死については、老人だけのものではない。われわれは皆明日をしらないのである。

今後の老人を巡る社会的課題は、老人を脱社会化しないことである。青年の課題が社会への加入であり、その失敗を統合失調症に見ることができ、中年の課題が硬直的ないしは過度の社会化に抗して自分を維持することであって、その失調をうつ病に見ることができるとすれば、老年の課題は社会につながることであり、その挫折を老年期認知症に見ることができるかもしれない。これは、それぞれの病気の原因如何とは別の次元の問題である。

老人のしたたかさは一般的長寿化によって減少したかもしれないが、老人がなお経験する能力を持っていることを軽視するのは誤りである。

次のことを周囲が知り、老い人自身もわきまえておれば、老い人は大きく経験にむかってひらかれるものである。

第一には、新しい事物や環境への順応に時間を要することである。逆にいえば、時間をかければできる体験は予想外に多い。ワード・プロセッサーを使いこなしているのは、個人ではむしろ中高年に多いように見受けられる。ただ、ヒゲ根を伸ばすのに時間がかかるから、連続的な〝移し植え〟を避けるのがよい。

第二に、同じ意味で、衝撃や疲労からの回復に時間がかかることである。回復しないうちに第二のストレスに曝さないことが重要である。

第三に、老人の価値体系からはどうでもよいことを重視したり、強要しないことである。年とともにさまざまなことの印象が希薄になるのは、まったく未曾有の体験がすくなくなることとも関連していて、記憶能力の如何だけではない。老人は若い時の記憶が鮮明で、最近の記憶が薄いが、このことは否定的な意味ばかりではない。それは老人の資産でもある。老人の若い時のことをこちらが教わる気持で聞く（大橋一惠）時、老人はいかに普段とうってかわって生き生きとなることか。変化してやまない社会でさえ、この資産の価値はうしなわれていない。いや、変化する社会が健忘症にならないための貴重な社会的資産である。戦争体験や原爆体験の語り手を思うだけでよかろう。今やそのほとんどは老いた語り部である。今の老人は、幸福な時代でなく、二十世紀の多くの苦渋な体験を通り抜け、多くの傷を負った人間の老いの姿であるが、しかし、いやそれだけにいっそう、そのメッセージには聞く価値があるのではないだろうか。

こういう条件のもとでは、老い人は、多くの別離をこえて、なお新しい経験にひらかれることができる。若い時のかたくなな因果的・体系的思考にかわって、脱構築的なものの見方が優位を占めうる。実際、さまざまの能力の開花の年齢は区々であって、敏捷性や話す言語習得能力のように八歳がピークというものもあるが、視力の完成は二十歳代後半である。筆で字を書く能力は、どうも五十歳代ぐらいが頂上ではないだろうか。（私ごとであるが、今まで一度も顕在化したことのなかった詩を訳す能力が五十歳の秋に現われて私自身を驚かせた。四十歳代に必要に迫られて訳した詩がわずかにあるが、それは才能のなさを示しているとしかいいようがない)。

筆で書くという実に微妙な調節を必要とする能力が、遅い時期に開花するのは一見ふしぎだが、哲学者の故市川浩氏のいう「身分け」過程を、身体能力の分化、分節化をとおして世界と自己とが分化し、分節化したつながり方をするものと解すれば、この過程は経験とともにあゆみ、停止することがなくても不思議ではない。反射神経、調節神経の老化は二の次三の次なのである。盆栽や水石の鑑賞には、微妙な見立て能力、宇宙大から掌《てのひら》大までの尺度を自由に往復する視覚的把握を必要とするようにおもわれるが、それには、それこそ年季が要るらしい。若い時のよさをサラダとすれば老いての味わいは漬物の味である。サラダよりも漬物のほうがずっと多種多様なことを思い合わそう。

一つのものに凝る方向でなくて、旺盛な好奇心が発揮される場合もある。実際、私の知る九十歳前後の老い人でかくしゃくとした人の共通性は、旺盛な好奇心といってもよいくらいである。好奇心といっても、俗的な縁飾りがふっきれた好奇心というべきだろう。体験の未曾有性がその年齢になっても生き生きと訪れる幸福な老人である。なぜか、芸術家、それも視覚的な芸術家に多いが、視覚の持つ、聴覚の百倍といわれる、わきでるような印象の豊富性のゆえだろうか。

謝辞――以上の議論については畏友大橋一惠氏（名古屋市大橋クリニック）とのふだんの討論および論文「老年期患者の精神療法」（『臨床精神医学論集――土居健郎教授記念論文集』星和書店、一九八〇年）に代表される老年者精神療法についての思索、経験に触発されたところが少なくないことを記して謝意を表します。

（『岩波講座老いの発見4』岩波書店　一九八七年）

文庫版への付記――一生懸命歩いている姿もあり、かくしゃくとして山登りをつづけている八十翁にも出会うが、老齢社会はいよいよその姿を現わしつつある。精神科医院も、私が現役だった時代は若者が主だった。統合失調症が思春期に発するのと、「精神病者野放し」を弾劾するジャーナリズムの力で青年が入院していたのである。当時から、精神医療が順調に進めば、「超短期入院」と「超長期入院」とにハサミ状に分かれるだろうと理論的に予想されていた。

# 精神健康の基準について

精神健康の基準については、いろいろ立派なことがいわれてきたけれども、もう一つ絵空事めいて聞こえるのは、私がすなおでないからかもしれないが、肯定的表現でいうことにそもそも無理があるのではないかという気もする。

健常者ということばがよく使われているが、実際にはそういう者を定義することはできない。記号学でいえば、病人、患者という者は「有徴者」the markedであるが、その他の者は「非有徴者」、つまり「その他おおぜい」であるから積極的定義はできない。そういう者を指そうとすればせいぜい非患者、非病者としかいいようがないはずである。

そこで精神健康の定義も、精神健康をあやうくするようなことに対する耐性として定義するのがよいのではないだろうか。第一、実際的に、いわゆる正常者の異常現象というものはいくらでもあるわけだが、これをどう考えるか、である。病者とそうでないものとの境は、単に時間の長さや頻度あるいは強度の問題かという、オランダの精神科医リュムケの悩んだ問題も自然に解消する。

そこで第一は、分裂（splitting）する能力、そして分裂にある程度耐えうる能力である。

人格というものが対人関係の関数であり、したがって人格は対人関係の数だけあるという考えは、サリヴァンが晩年の講演で主張して、余りにクレージーであるとして印刷を差し止められたものであるが、既に文学者プルーストが『失われた時を求めて』に述べたところであり、あの長い小説を解く一つの鍵概念である。山鳥重氏も、神経心理学という別の文脈からであるが、ほぼ同じ仮説を持っておられる（『脳から見たこころ』ＮＨＫブックス、一九八五年）。人格の超多重説は、私もそうではないかと思う。西洋人のように一つの人格を持とうとがんばっているのは立派であるが、しんどくもあるだろう。もっとも、分岐していながらどこかでつながっているとは思うが、これが一目で見わたせるものであるかどうかは分からない。

日記を一所懸命書いていると「日記人格」なるものが発生するとはエランベルジェ氏の指摘であるが、思い当たることである。ある一人の人との対人関係でも「手紙人格」が別に生じることがふつうである。詩人リルケなどは、手紙人格がわれわれの知る主な人格になっている。職場人格と家庭人格、対こども人格と対配偶者人格とは違うのが普通で、同じならかえって精神健康がいいといえないのではないか。

社会的にも人格の分裂は是認されている。あまり上手に分裂できない人は大昔からあったらしく、酒というものが最古の分裂剤として発明された。嗜癖と暴力や境界例との類似性は別のところで指摘した。境界例の「不安定の安定」といわれる面などは、チョウツガイのゆるんだ扉のように人格がふらふら変換しつづけているのかもしれない。暴力者にはことばつきから容貌まで一変する者がいる。そして逆行性健忘に近い状態を残したりする。そうでなくても暴力をふるったあと「ツキモノがおちたように」なるのがふつうである。統合失調症（分裂病《ママ》）とは実は「精神統一病」ではないかと言った最初の人は、わが神田橋條治氏であるが、あるいは分裂すると大変だから一所懸命統一を求めてかえって解体の危機にさらされるのかも知れない。

分裂についていうと次のような系列が描けるかも知れない。

潜在的超多重人格

精神健康の比較的よい状態。

二重人格、多重人格

実は分裂の数が少なくて、分裂の仕方がへた（過激）である。可逆性が乏しくて悩む。しかし、ここまでは分裂した人格も全体性を持っている。

境界例、嗜癖的、暴力者

人格の全体性があやしくなる。〝皮質下人格〟〝視床人格〟〝側頭葉人格〟とアダナをつけたい気になる例もある。

憑依

これは部分人格が自律性を獲得したということができる。キツネもアクマも、足の先から頭の先まではそろっていない。つまり、境界が不鮮明であるが、可逆性があるのは、つきものが落ちることからも分かる。中途でも、キツネがにわかに前へ出たり、またもとの人に戻ったりする。

妄想

一種の精神寄生体あるいは人格のごく一部とも言える。本来、観念とは動いてやまぬもので固定観念とは矛盾したことばに思える。固定でなく、反復再帰しているので、一回の妄想の持続時間は意外に短く、ひょっとすると数秒くらいであろう。強迫観念、固定観念も近いものと考えてよい。ことばで反論されるとかえって固執するという機微があるかもしれない。

解体

人格の破片への断裂である。これでも可逆性がないといえないことは、晩期寛解のあることからも分かる。分裂の極限が解体であるが、逆に言えば、解体を防ぐ工夫として分裂があると言える。

この図式はわりと実用的ではないだろうか。

統合失調症親和的な人に分裂——実は「巧みで跡を残さない分裂に失敗することかもしれない」——が起こりやすいのは、彼等が「一過性のカタストロフィックな現象」に対する抵抗性が乏しいからではないだろうか。先走り性（木村の「アンテ・フェストゥム」）はかなり普遍的に見られる事実であるが、木村の表現によれば現在に生きず、少し未来に生きているので、現在（彼等には「少し過去」）に突発事が起こってはどうにも困る。そこで分裂を何としてでも避けようとするのかもしれない。出たとこ勝負の生き方（木村の「イントラ・フェストゥム」）がいちばん「カタストロフィ」に強い。たとえば、相手に応じて別の人格を前に出すことが容易にできる。人格から人格への変換の時期が、人間にとってもっともカタストロフィ的な時期であるけれども、それに強いといえそうである。

うつ病親和者の場合、引っ越しや昇進がうつ病の引金になるが、これは「課長人格」から「部長人格」への移行、「団地人格」から「一戸建人格」への変換というカタストロフィ的時期であると考えてみてもよさそうであるが、彼等の場合は、分裂をそもそもしないで世を渡ろうとするので無理が来るのではないか。

境界例の人の場合は、無意味な人格変換を一巡して、元のもくあみになりやすいといえないか。嗜癖とも共通の点である。

しかし、柔軟な人格変換が起こらないで単一の人格で生きていると、擦り切れ現象を来して、かえって人格障害の印象を与えてしまうのではないか。

分裂でスペースを食ったので、後は小走りに行く。

第二は、両義性（多義性）に耐える能力である。母親が、同時に父の妻で、世間ではただのオバサンで、生理的にも心理的にも女性であり、成人であり人間であるという認識は、実は相互に矛盾しているところがあって、これに対する耐性が低いと「母が父に抱かれているのが許せない」ことになってしまい、さらにもっと妄想的な観念をも生む。エディプス複合が正気と狂気の境目で、この両義性を突破した者が成人性を帯びる資格を生じるというフロイト派の考えには一理がありそうである。ある、ほとんど病気だった少年は——私の教養部時代のことだが——尊敬する禅の師匠が自民党に投票したということで死を図った。私の中学時代、頭の切れる物理の教師が結婚した時、彼がセックスする可能性に思い及んで愕然とした級友がいたのを思い出す。両義性に耐えるのには、なかなか経験年数が要るようだ。

第三は、二重拘束への耐性を持つことである。これはベイトソンがすでに考えていたことで、ある民族に統合失調症が少ない——と彼は思ったのだが——理由に、幼い時からマイルドな形の二重拘束つまり矛盾した複数のメッセージを同時に享けとって金縛りになることに耐性ができるような育児を受けているからとしている。逆に、アメリカでは、親も論理的であろうとして、二重拘束が大問題になるのであろうか。腹の中で早く寝て配偶者と二人にしてくれと思いながら、子どもを可愛がる親などは普通のことであろう。

第四は、可逆的に退行できる能力である。退行したら解体の危機にさらされるとか、戻れないとかでは困る。赤ん坊をあやしている母親、じゃれあっている男女は退行しているとしかいいようがない。これは中程度の退行だが、オルガスムになると自他未分の混沌に突入する。

破瓜型の人は、退行しているというより、できなくて立ち往生しているというほうが当たっていまいか。あるいは一部の人格断片だけが退行している――と。少なくとも、ある部分は成人で、ある部分は幼児的だとしたら、退行が断片化を誘ったわけで大変気の毒だと思う。

オルガスムを体験した患者で自殺者が少なくないのはなぜだろう。聞いてみるわけにはいかないが、一例、父が妻を犯したという妄想を七、八年抱いて、ついに父を殺害した男がいる。私が彼から知りえた限りでは、新婚の夜に彼は予想もしないオルガスムという事態を経験し、その自我の一時的消滅の中で、今おこなっている主体が父か自分かわからなくなったということであった。それにはあらかじめ父と自分の同一視ということがあるわけだが、それにしても、父をある程度自己と同一視している人間ならたくさんいるので、こういうことは退行がこの人にはとくに危機だったのであろう。

退行という浴槽にゆっくりゆあみすることは精神健康上非常に必要なことのように思える。「出ずっぱり」では人間はもたないのである。ひるねができると統合失調症がはんぶん治ったという人がいるのもこのことと関連がある。しかし、そこからすぐに戻れることが精神健康には欠かせない。

第五は、問題を局地化できる能力である。問題を一般化すれば、形は堂々としたものにはなるが解決は遠のく。特に自分に関する問題では――。私がなぜこの職を選び、この相手と家庭を作る羽目になったかは一般的に必要充分の理由なんかない。一時的にはあると思ってもよいが、それは実質的に決めた後ならよいので、決める前に考えると〝病気〟になりやすいのは例がいくらでもあろう。科学や哲学は、どうしても物事を一般化せずにおれぬ者の精神健康のために発明されたのかも知れない。ついでにいうと、サリヴァンのいうように、人間は真の満足に達すれば深追いはせぬものであり、昇華は代用満足で真の満足でないからいくらでも追求するものだというのは、たいていの場合当っているが、科学技術も、真の満足を与えないからどんどん進歩して今日に至ったのではないか。学者が精神健康的に多少とも偏っているのは当然であるとも言える。研究を飯の種と割り切っている者がいちばん精神健康的には成熟していることになるが、ざんねんながら、当然いい加減で追求を止める傾向が生じて、まぐれにしか大したことができない。

第六は、即座に解決を求めないでおれる能力、未解決のまま保持できる能力である。これは葛藤や矛盾に対する耐性の問題である。葛藤があることはすぐに精神健康の悪さに繋がらない。むしろ、ある程度の葛藤や矛盾、いや失意さえも人を生かす。しばしば患者の親が矍鑠《かくしやく》としていることがある。この能力は、かなり基本的な能力である。これがなければ、ある一つのことを話している間、別の話したいことをあたまの中で待機させられない。

統合失調症の初期や躁病に見られる現象である。また、迂回できる能力、待てる能力とも関係する。〝即時全面実現〟を求めることは政治的スローガンでなければ統合失調症発病の危機が強まった状態である。

第七は、一般にいやなことができる能力、不快にある程度耐える能力である。回復過程において、働く能力が最後に出てくるのは、いやなことができる能力がかなりのゆとりが前提になる能力であることを意味している。この能力が早い時期に出たら、その人間は身体を壊すだろうから、自然はよくできている。いやなことは自然に後まわしにする能力、できたらやめておきたいと思う能力、ある程度で切り上げる能力も、関連能力で大事である。この一群の能力が境界例ではかなり特徴的に損なわれていないか。

第八は、一人でいられる能力である。これはウィニコットが唱えて有名になった。私は、これに二人でいられる能力をも付け加えたい。この両方とも境界例には障害がある。二人でいて満足したらあんなに長く二人でいることを要求するまい。

第九は、秘密を話さないで持ちこたえる能力で、これは土居健郎氏のいうごとくである。嘘をつく能力も関連能力であろう。しかし、嘘をつかないではいられないのは〝びょーき〟である。

第十は、いい加減で手を打つ能力である。これは複合能力で、意地にならない能力とか、いろいろな角度からものを見る能力、特に相手から見るとものがどう見えるかという仮説を立てる能力——相手の身になる能力か——が関連している。若干の欲求不満に耐える能力とも関係してくる。人類はこれらの点で未成熟で戦争を繰り返している。

第十一は、しなければならないという気持ちに対抗できる能力である。

第十二は、現実対処の方法を複数持ち合わせていることである。いわゆる防衛機制が病的なのではない。少数の防衛機制を何にでも使うと病気になりやすい——あるいはそのこと自体が病気——だけである。

第十三は、徴候性へのある程度の感受性を持つ能力である。これは、身体感覚、特に疲労感、余裕感、あせり感、季節感、その他の一般感覚の感受性を持つことと同じである。それらは徴候として現れるからである。なお、すべての能力は人間においては対人関係化する（犬においては対犬関係化するであろう）ので、対人関係を読む能力は徴候性を感受する能力と関係している。今、相手が親密性を求めているかいないかが分からないと、対人関係で成功する率が少ない。対人関係は、ありがたがられる世話とうるさがられるおせっかいとが紙一重の差であるように、徴候性の解読に依存している。これは相手の感情、希望、拒絶などを推察する能力にもなる。

徴候性への感覚は、第十四であるが、予感や余韻を感受する能力であり、過渡現象に弱い統合失調症親和性のある人に代償として豊かに与えられているはずなので、これを擦り切らせるとヒゲを切られた猫のようになりそうである。過渡的な現象に不意に直面することを回避するためにもだが、この世界を味わいのあるものにする上で重要な能力だ。

芸術は徴候性への感受性の訓練でもある。音楽、詩、俳句、多くの絵画（例えば雪舟の「破墨山水図」は完全な徴候性の芸術である）がある。これは訓練といっても、この能力によって、いわば野生の馬（徴候性）を手なずけてそれに振り回されないようにするという訓練である。

最後に、第十五、現実処理能力を使い切らない能力がある。あるいは使い切らすように人にしむけないことである。多くの統合失調症者の発病、再発は、彼等が現実能力を使い果たした時点で起こっているようだ。現実への接近なしに発病、再発は少ない。これはブランケンブルクのいうとおりで、重要な指摘だと思う。

第十二で終わると恰好よかったのだが、十五箇になってしまった。実はこれに尽きるものではない。また、ある状況下では、独語する能力も精神健康上プラスの意味を持つことを以前に述べた。ある状況下では幻想の中に深入りできることもプラスの価値を持つだろう。プラスとは解体を防ぐことであり、解体がマイナスなのは、そこから戻るのがおおごとだからである。これに対して妄想は袋小路なのだが、ほんとうは妄想能力も一つの能力かもしれない。妄想型患者の妄想はひどく素人じみて不器用な気がするが、ふつうの人のほうがいろいろ途方もないことを考えては崩して、いわば妄想馴れしているのかもしれない。

私の分裂や二重人格の定義は病的でないほうに拡大してあるという異議があるだろう。しかし、一般に精神病理学の定義は病的でないものを含まないようにと縮小を重ね、そのために非常に硬化した概念となっていると私は思う。

さて、有名な自我の単一性（統一性）、連続性（同一性）、能動性、外界との対立性であるが、こういうことは、ある程度意識が焦点をしぼられ、かつある程度先鋭化した時に問題となることである。ある程度以上でも以下でも疑問視される。

力動精神医学は以上のすべてをいったん疑ってみるところから成り立つものであろう。自己の複数性は、インドネシアのバリ島では自明のことだそうである。しかし、バリの伝統医学についての本を読んでいると、超自我―自我―エスの三審級とどう違うか、疑問である。だいたい、精神分析学は審級（インスタンツ）などということばをつかわなければならないところが苦しい。これは、地裁、高裁、最高裁というような裁判のレベルのことであるらしい。これは三位一体などと似ている概念だが、三位一体は人知を超えたものだからよいのであろう。精神健康のよい時には、外界との対立も、外部に対する能動性意識もあまり問題にならない。それらがするどく意識される時はすでに危機の時である。すべてがおおむね円滑な時には、自我と外界、自己と他者との区別は問題にならなくて、しかも危機感どころか、問題になる時よりもずっと安全が保障された感じがあるだろうと思う。

（「兵庫精神医療」六号　一九八五年）

# Ⅲ

# 治療文化と精神科医

## 1　はじめに——精神科医の自己規定

私に依頼された課題は「魔女・呪者・精神科医」とでも題するようなものであったが、しょせん私は私の音しかだせない。たまたま最近さる文化人類学者と会って話がかみあわず、はたと、私は本来彼らと並ぶ学者でなく、むしろ学者の調査対象であるのに、学者あつかいされたからおかしなことになったのだと気づいた。そこで私は文化人類学者あるいは文化精神医学者の調査対象としての精神科医の私の経験を気ままに書くことにする。私の側にじゅうぶん余裕があればいいのだが——。

私は、日本の治療文化はあまり一様でないように思う。たいていの人——精神科医——がそう思っていないのは、一つの治療文化——特定大学の治療文化を背負って、いわばその泡（バブル）の中で移動しているからだとしか思えない。これから、泡と無関係に動く人が増えると思うが、私の世代としては例外的に系列を無視した複数の大学医学部に出没してきたので、それを踏まえて多様性のほうに眼がゆく。なお、台湾出身のカナダ精神科医である林宗義氏は日本の治療文化は一様だといわれるが、これは五十何カ国だかを視察してまわった眼の持主だからで、そういう高さからみれば一様に見えるだろう。どう違うか。まず、例をだそう。

「患者の注文をつける能力とか拒絶能力を大事にするのは、やはり患者は目下《めした》ですから」(むろんこれを言い出した人が単純に肯定しているわけではない。それに三〇年以上の昔である)

「なぜ分裂病《(ママ)》の治療なんかを研究するかって、そりゃ分裂病《(ママ)》者にくわせてもらってるからやないか。あっちにくわせてもらっていながら勉強せんちゅうわけにいかんやないか」

前者が九州の人で後者が関西の人であることは明瞭。どちらもすらっと口に出たものである。私には「患者は目下」という発想はなく、後者はわかる。これは実は私のことばだが、これはクラス会である小児科医にきかれての答えで、相手は「やっぱりおまえも関西人や」とぬかしおった。

私は、いうまでもなく、九州人はみなそう考えているとか、ましてそれがいいとか悪いとか、いうのではない。関西についても同様。ただ、九州では、そういうふうに患者が考えていると仮定して対応することが有効であるらしいことは私の九州体験からも納得が行く。家族が、九州でも Deep Satsuma とでもいいたい（Deep South ——合衆国深南部——と語呂を合せて）ところの出だから納得がゆく。九州で働けば私もそう思うだろう。精神科医としての転勤経験によれば、転勤して六カ月は、治療成績が悪い。誤算は社会復帰（生活再開）段階に集中しているのが特徴的である。これは私個人の場合であるが、多くの人も何カ月かはそうではないか。もっとも土地柄に関係ないユニヴァーサルな治療をしておられる方もあるかもしれない。しかし「転勤後六カ月はあまり大胆なことはするな」という助言は一般に有効なようだ。

さて、前の二文について東京ではどう答えるか。多分、東京では「患者とくに統合失調症患者は自我が弱いので拒絶できないのである」という訂正が一番すっと賛成されるのではないだろうか。（実際は、この二つの文言は水準が違うから相互排除的ではないのだが。）そして次にこれは「差別」でなかろうかと反省を求められるのではないだろうか。「差別」云々については関西——といっても京都と大阪と神戸との差は東京と大阪の相違よりも大であるのでここでは神戸としよう——では誰かが「社会の事実に関する命題で、その価値判断をのべているのやないから、かめへんやないか」と話に割ってはいるだろう。南信病院の近藤廉治氏が患者を職業安定所に紹介する時に「このひとは〝ずく病〟だったが、〝ずく〟（〝なまけ〟、〝ぐうたら〟に近い）が治って働きたいともうしておりますのでよろしく」と言うからといって、この「周囲を味方にする能力」(work of conquest—M. Balint) にすぐれた精神科医が、患者を単なるなまけ者と考えているという人は単純である。

後者のほうの言い草については、東京では皮肉と受けとられる可能性が大きいと思うがどうだろうか。皮肉でなければ「案外浅薄なんだな」と。神戸近辺では皮肉ととられる可能性は少ない。多分、言う奴は意外にまともであると思われるはずだ。たとえ、言う人の他の面が地上一〇センチに浮かんでいるような非現実的な人であったとしてもである。九州ではどうだろう。「関西ではそうだろうな」と思うだけだろう。九州人は一般に関西に対する感情荷電が(正負いずれにせよ)あまりないように見えるからである。

ついでにいうと、私は自分の治療を何と自己規定しているかと聞かれたことがある。別に銘打っていなかったので、とっさに「ウーン、まあリアリズムというかエンピリシズムというか」と答えたことがある。精神科医をどう規定しているかというアンケートに答えたことがあるが、「職業——まあフランス語でいうメチエ (métier) でしょう」と書いた。アンケートであるから反応は不明だが差出先は東京のある集団である。フランス語とはキザだが、承知でいったのは、profession でも calling (Beruf——これはプロテスタント圏の言語でないと意味がない) でもないという意味をふくめてである。ましてそれ以上ではないと。少し職人的なニュアンスのある言葉である。それでは精神科医の「二重見当識」

についてはどう思うか――これも聞かれたことがある。「私にはない」――それが返事である。追加すれば「しいていえば英米法における弁護士です。理由？　検事が多すぎるから。え？　患者と過剰自己同一視にならない？　なりません。弁護士が依頼者に『ひいきの引きたおし』をしたらそれはいい弁護士ではありません」。

## 2　治療文化と入院の手順

こういう考えの相違は治療のすすめ方に影響しているはずである。

私は神戸に赴任した時に、回診の際、入院したばかりの患者が外泊しているのを発見して「患者のストラクチャーがわからないうちに外泊させるのはどうか」と師・土居健郎の口写しを言った。返事は（私には）意外にも「だって患者との約束ですから」だった。全部が全部そうではないが、しばしば入院の際に「バーゲニング」がおこなわれている。「入院が必要です」「いつ？」「ベッド空き次第」「夏休みまでまてませんか？」「そら、おそい。損や」「今すぐはいやです」「あかんか」「はい、今すぐやったらはいりません」「ほなら中とって二週間後やったらどうや」「三週間」「あかん」「しかたない、何日にきたらええですか」「何日までに外来へ。おうちの方も。よろしく」。こういう会話が入院期間、外泊、薬の飲み方のませ方など、患者（あるいは医者）が重要だと思うことについて続く。中には「患者が申し出るまで薬をださない」という合意もある。こういうのは無茶だと思う人もあるだろうが、医者はコンプライアンスやドロップ・アウトの可能性を秤にかけてバーゲンを行なっているはずである。今は「せんせいがきてからだんだん東京ふうになって……ええこともあるが……」(Y助教授)といわれている。私は固有の治療文化をゆがめつつあるらしい。

私の祖母が江戸下町の出で下町言葉をふくめてその文化を最後までかたくなに守ったので、関西語が使用できるようになったのは小学入学後の手ひどい体験を介してである。それまでのわが家では東京語(標準語や共通語ではない江戸ことば)を中心にそれにあわせてぎこちなくなった和歌山語、奈良語などが使用されていた。そういう辺縁性があって、今でも関東では関西語、関西ではとにかくちゃんとした関西語ではないものの話し手とみなされている。

この入院のやり方だと、私のそれまでの回復過程論が非常にわかりにくくなる。その代わり「患者にとって何が重要か」がわかりやすくなる。治療文化の相違は、こういうふうに研究の面にまで反映してくる。

大急ぎで言っておくが、こういうと「私は神戸(あるいは東京、あるいは九州)人だが、そうしていない」とか「そう考えていない人間もあることを知ってほしい」という手紙がけっこう来る。別に来るのはかまわないが（その人の自己規定再確認行為だから）、文化を論じるのは所詮ステレオティピー（紋切り型）をまぬかれないことは気質論と同じである。いや、数学をのぞき（ひょっとすると哲学もか?）、すべての論はステレオティピーとなる。神戸でも地域によって気風の差はある。うるさくいうと兵庫区には江戸以来の伝統がある。須磨明石には九世紀以来の寺院文化、有馬にも古い入湯文化がある。西区、北区には鎌倉以来の旧家がいくらもある。日本最古の民家は神戸市北区にあり「千年家」である。このあたりには京都文化（平安文化、室町文化）的なものが一脈あるようだ。播磨地方は濃尾平野、姫路は名古屋での経験にもとづくパラメーターを使用したほうがいいようである。一般に城下町は他と何かがちがう。

それでは「文化」というものは虚妄か。精神科医としての私にとって文化とは、ある意見が「いうまでもないこと」とされるか、多くの説得をへて受諾されるか、ついに拒否されるか、要するにわざわざ問題にされるまでもないか、問題にされる程度、あるいは問題にもならず却下されるかということおよび結論に達するまでに要する時間と会話量の関数として定義できるような何ものかである。土地の治療文化を知ること、その個人のそだった文化の諸層を知ることは治療の成否あるいは依頼者の運命を左右する。

報告者「患者の夫は異常に無口です。これでは（夫人の乱行も）無理ないように……」

私「異常に無口ね、夫の出身地はどこですか」
報告者「えーと、佐世保」
私「父の職業は？」
報告者「憲兵あがりの警察官で、今は退職しておられます」
私「それを考えた上で「異常に無口」かどうか？」
報告者「……」
私「あのね、「男性は沈黙する」のを美徳とする地域が結構多いのだよ。あなたの出身地は？」
同僚たち「この人は京都生まれの京都育ちです」

こういうことが判断に微妙に影響するのはいうまでもなかろう。

## 3 診断と治療文化

精神科の診断にも当然影響する。同一患者にUS-UK（英米）比較研究のようなことをした例はわが国では、私の知る限り、ないので、しかたないから、私についての周囲の〝見立て〟を例に取る。

東京では私は典型的な「躁うつ気質者」であった。高名な精神科医が研修医に「彼を見ていたら躁うつ気質者を理解するのにほぼ十分だ」といわれたそうである。名古屋では私はおおむね典型的な「分裂気質いや病質者」であった。つまりモデル的な「アンテ・フェストゥム」である。それは私もそう思う。ただし程度はおかれた状況次第で変わる。神戸では、加齢と甲状腺機能障害が出たことがあって器質性劣格化がめだつせいか、「ミツダの非定型精神病になるでしょうな、何かになるとしたら」だそうである（Y助教授）。私の中の何かの引き出され方が地域と職務によって違うわけだ。

念のためにいうが、地域性だけではない。立場もちがう。私は東京では最初は学位をすでにもっている気楽な研究生、最後は病棟医長だった。最初は自然に、最後はある程度意識的にあかるく振舞った気味がある。名古屋では助教授だった。アンテナ感覚が必要な職務である（すくなくとも私の理解では）。神戸では――いや、神戸でもか、日本共通の文化特性として、部門のトップはあまりかしこくてはいけないのである。東京でも、精神病院の常勤医であったほうが実は長いが、そこでは（いちおう私に聞こえる範囲では）「地道な勉強家で仕事もまあ勤勉で冒険をしない」というような評価だったかと思う。つまり「粘着気質」性である（執着性気質ではない。私には爆発性がある。だいたい抑制しているが限度を越すと激烈なことを行なう。よくそだったとおもわれる早産児の私には最初から器質的劣格性がある）。

診断とは、特に気質の診断はこの程度のものにすぎない。出す〝症状〟が状況によって異なるのだから、しかたない。状況によらず一定の症状を出すほど「病」に近くなるのかもしれない（サリヴァンの「強迫性格」と「強迫神経症」の区別の定義がそうである）。

しかし、病気でもそれほど普遍的なものかどうか。国際的診断基準の作成・改定にたずさわってきた人によると、日本の分裂《（ママ）》病者はジュネーヴにおけるビデオ診断ではなかなか分裂《（ママ）》病とされないそうである。「ビデオは躁うつ病を通すが分裂《（ママ）》病は通さない」とはさる高名な精神科医の名言である（文責中井）。このことは別々に三氏から聞いたのでそのとおりなのだろう。

## 4　治療文化と診断治療の発想

診断がこうであるから、どこは何病が多いとか、何病の軽症化ということはなかなかいえない。昨年（一九八五年）、東北地方の基幹精神病院の医師たちと話す機会があったが、それによると、「躁うつ病の軽症化などとんでもない」「私の若いころの、階段の途中で昇るべきか降りるべきかの決断がつかなくて昏迷状態になっているとか、牛乳瓶を前にして飲むべきか飲まざるべきかと昼ごろまで不動の患者がいましたが、それがまだいるのですか」「まだかどうか、とにかくふつうですよ」。いっぽう「躁病はすくないですなあ」。

関西に躁病が多いかどうかはわからないが、神戸大学病院の医師が躁病の治療になれていることは事実である。私は回診の時、躁病の人につきまとわれて横から口を出されるのに閉口し、サリヴァンの「破瓜病者の中にひとりの躁病者を入れるほど犯罪的なことはない（という意味）」を引用して、一割以上もいるのはどうもね、と言ったところ、当時の病棟医長の返事は、「何人いても同じです。「躁」よく「躁」を制すといいましてな、一番「躁」の人の前ではあとはおそれいって静かになるから、何人いても一人と同じです。一人はうるそうてかなわんでしょうけど、がまんしてください、ま、そういうことです」。私は感心して「躁病の人は社会の既成秩序を重んじるのは知っていたけど、病気の激しさの順位まで尊重するとはついぞ知らなかった」といったことであった。たしかに躁病に対して炭酸リチウムの使用はごくふつうで上手である。私はこの薬に関しては適応も量もY先生に相談して使用している。名古屋時代（一九七五―一九八〇年であるが）にはついぞこれを使ったことがなかった。ある東京の診療所長が炭酸リチウムは「ほとんどいらない」と語って私を驚かせたのは今年（一九八六年）である。

## 5　診察形式の治療文化

もっとも、治療文化側の因子もあるかもしれない。

東京大学の本院は、一九六七年ごろまで外来主治医制をとっていなかった（分院がとっていたのは、山手を診療圏としているせいだろう）。しかし、個人医師が一対一で会ってはいた。関西のある大学病院は、同じ頃、一人の医師が同時に数人の患者を前にして診察していた（という風評である）。同じ、医師数の不足と患者過剰に対する異なった二反応である。では関西は集団療法になじむかというと、この治療法はどうも関東よりも普及しにくいようである。ホームでの整列が関西では行われにくいのは有名だが、小学生の校庭での整列ぶりにすでに差があらわれているとは私の印象である。

神戸は、そこから百キロと離れていないが、どちらとも異なる。複数面接はもとより、カーテンで仕切っただけの一室で複数の医師が面接することは想像もしにくいと語る。必ず一室で一対一である。三十年前からこうだという。こうなると、外国人の影響の強い神戸という街の気風かもしれない。むろん指導者が、大学の治療文化を決定するということも大いにありうる。とくに、その指導者の留学先の治療文化がもちこまれることである。こうしてできた大学単位の治療文化が地域の治療文化と交錯して複雑に化合し習合して現実の治療を決定している。

## 6 処方の治療文化

次に治療文化の観点から処方を見よう。公式の見解は、現在、単味の処方をよしとする。しかし、私のところへの紹介状で処方が実質的に単味だった例はこの六年足らずの間で一例もない。だから、これは少なくとも一九九〇年代までは建前にすぎないような気がする。ただし、私のところへの紹介は、いささか〝複雑〟な患者が多いというかたよりはあったかもしれない。

処方については、大貫恵美子『日本人の病気観』(岩波書店、一九八五年)に大いに考えさせられた。彼女によれば、アメリカ人の症状の訴えはごく簡単であり、漢方の医師を訪れるとまず書かされることの多い「アンケート」にはそもそも記入できない。「肩が凝るか」「腰が冷えるか」「みぞおちのあたりにしこりを感じるか（胃癌末期を除く！）」ということは「イエス」「ノー」以前の、考えてみたこともない問題だそうである。土居健郎にこの本の内容について語ったところ「キリスト教では身体は悪魔に近いからだ。身体化などという概念も精神分析では大変低級な防衛機制になっているが、あれもそういう偏見があるからだ」と明快であった。leg, belly などの語は口にしてもいけないというのが今日でも家庭教育にはあるらしい。なお、大貫さんという文化人類学者は米国に二五年以上在住し、夫君は米人である。

## 7 肩凝りについて

「肩凝り」については、学生時代、ドイツ語で予診をとる時にこまった。指導医のカルテを見ると Schulterspannung とか Schultermyogelose と書いてあるが、もちろん和製ドイツ語である。私は、米軍基地に出入りするマッサージ師をたずねて聞いた。一八年前の答えは「彼らは肩が凝りませんよ」であった。「ではどこが凝るのかい？　あなたがたを必要とするわけでしょう？」「背中全体が凝るようです」。私は「われわれはストレスを肩で受けとめているが、連中は背中全体で受けとめているのか、それで戦争にまけたわけだ

（われわれの世代の口癖で深い意味はない）」と腑に落ちた気分になった。ところが、七、八年前になると「いやあ、彼らも同じですよ」だった。肩が凝る人だけがマッサージ師を呼ぶのかもしれない。で、軍医を含む在日米国人に聞いてみた。「最初は何を言っているのかもわからなかったが、私も大体一〇年前後から凝りはじめ、今では立派に肩が凝りますよ（在琉球一八年の宣教師・兼大学教授）」。ただし、宣教師はともかく、他の人の中には自分が現在の米国の風潮にあわないから軍医を志願して日本在住をかなえているといった人が多いのを知った。こういう人は、例外なく独身であり、中には電話に時々若い日本人が出ることがあり、まずピューリタニズムの教育を受けている、おおむね私と同じ世代か、それ以上の人である。日本勤務からはずされたら軍をやめる、という人にも出会った。日本はかつての清教徒的米国に相対的に近く映っているらしい。

## 8　多剤性の深層

一方、日本人の症状の訴えは多彩をきわめる。多種の薬物を組み合せる漢方の伝統も、これがあって日本に定着したのであろう。西洋医学採用の後も、その伝統は生き残った。私は大阪大学の約束処方集を二六年前に初めて見た時うなった。クロールプロマジンは「冬ミ」、アリナミンは「有」というふうに漢字一字で表示されていた。「これを縦に書いてその側に量を書く。最後に剤形を書く。冬有ナントカカントカと一気に読むと早いし、記憶に便利だろう?」これはまったく漢方式処方である。初耳だという方も、中国では料理が同じ原理で書かれているということを思い出されれば、わかっていただけるはずだ。緒方洪庵の「適塾」以来の伝統であろうか。この大学のプラグマティズムがこれを維持させたのであろうか。最近の処方集では漢字の率が大幅に減っている。しかし、この処方集は、神戸大学でも参考として人気があり、持っている人がけっこういた。

多剤少量処方の第二の源泉は、おそらく、palliative therapyを「対症療法」と訳したことにある。原語は「外套でくるむ(風にあてないように)」というほどの意味である。これを「対症」と訳していけないわけではないが、その結果、症状の数だけ薬を処方する傾向となったのではなかったか。他科で多剤処方に対する反省の声がないのは、このためもある。精神科の薬物が例外的に非常にparadigmatic――似たものから一つを選んでゆくえらび方――な処方となるために多剤ということが問題となるのであろう。

第三の源泉は、戦中の超少量処方にあるかもしれない。私の若いころ、もし、古典的(と今ではなった)サルファ剤を(グラム単位でなく)〇・一グラム単位で処方する医師があれば、ああ、戦時中活動した医師だな、とすぐにわかった。「とぼしきを分かつ」精神である。また、これで治る者がいた!(今日でも一回の抗生物質服用で治癒する例がある)。

第四の源泉は、戦後の薬の精製度のひくさ、あるいは副作用の大きさである。技術革新の初期に起こる現象とまずしさとがかさなった。結果はショック、肝障害などの発生率が高く、危険分散の意味で類似薬の並行処方が普及した。

第五は、漢方以来の伝統か、絶妙な経験的な組み合わせが、主に工夫上手な日本人の手で生まれて、口伝で伝えられてきたことである。ベゲタミンは、元来、抗不安薬のない時代にその代用につくられた合剤と聞くが、今日まだ使用されている。この組み合わせは、Laborit が麻酔に使った「遮断カクテル」にほぼ同じだときいた。その他、破瓜型に「チオリダジンとパーフェナジン」、慢性患者の賦活に「アミトリプチリンとパーフェナジン」、ハロペリドールのパラドックス反応を予防するためにフロロピパマイドを加えるなど、実践上有効な処方が、経験的に（おそらく漢方の組み合わせの発見過程と同一の過程で）発見されたことによる（ベゲタミンだけはまだある！――二〇一一年）。

第六は、医師患者関係である。日本の医師患者関係は明らかに契約ではない。契約ではないから拘束性がないかというと、そうではない。日本の商業契約がもっとも拘束性の高いものであるのは、それが「合意」にもとづくからで、でなければ法定利子をこえた「高利貸」はありえない。外国銀行から借金する時に、わが国の銀行のようなプライヴァシーに及ぶ調査をされないのを知って驚いているのが最近の日本の一流会社の財務担当者である。こっそり調査済みではないかという反論があるだろうが、それは日本でも同じである。第一、多くの場合に銀行側が帳簿閲覧までする日本では、外からの調査員がわざわざ調べる範囲がすくなくてすむ。

日本の医師患者関係は(高利貸しと同じく)「合意」による拘束である。この合意は一般論的な社会的合意があらかじめあってのことである。つまり「患者は患者らしく、医者は医者らしく」という社会一般の暗黙の合意が先行して、その上で(一見簡単で粗漏な)個人間の合意がある。日本の医師患者関係が円滑でない場合は、このシステムに無理がかかっている場合である。

このシステムには数多くのメリットがあるのだろうが、非常に複雑な拘束性がある。患者もその網に患者となる前からとらえられており、患者になるとさらに網の数が増す。その家族もその医師も同様である。複雑性の一例を挙げる。患者の家族の、医師との面会を初め医師への権利と義務はどうか。これは誰も教えないことで、さすがの日本人も困るのか、私は一族知人によく聞かれる。私もよくわからない。実は大学の系統、病院長の方針、その医師の性格と履歴と現在の職階によって異なるので、それだけの変数を算入して、たかが一回の面会のタイミングやその際に手ぶらで行くか否かを考えてあげねばならない。一般に家族や患者は「あまえ」の手練手管を駆使して医師との関係を「ねだりとらねばならない」。このような、明文の契約のない合意社会では非常に「肩が凝る」。薬だけの治療に逃げ込みたい心理が医師患者双方に発生する。化学物質でなおればややこしくなくていい。患者が薬をねだり、医師は薬を追加処方するのがもっとも単純明快で心理的負担の少ない方法ということになる。疑うものは、医師同僚に対しては薬の処方だけで済ます精神科医が多いことを想起されよ。特に複雑な関係が予見されるのでこれを回避するためである。つまり合意社会では「なさざるの悪」が生じやすく、罰せられにくい。「なさざるの悪」でない失敗は過失で過剰に糾弾される。それをおそれて至るところで複雑な辻褄合わせがおこなわれている。複雑処方も同じところから生れたのであろう。紹介状に書かれた処方をみれば、他科をふくめ、病気よりも医師の心理のほうがみえることが多い。

日本で、単剤処方に近づけようとすれば、症状の向う側を見透かす必要がでてくる。日本で精神病理学のすたらないゆえんである。実際、それは一つの脱出口であり効用がある。だから、精神病理学者がわが国では薬に凝る。ドイツのブランケンブルクが一年間にスルピリド一種類以外は使用しなかった（という話である）のと対照的である。

最後に健康保険制度がある。かつては技術に支払うことすくなく、薬代にそれをこめていたのは、技術評価にともなう拘束性の高い複雑な対人関係システムの発生（自然に発生してしまうのである）するのを回避するためであったと私は考える。名薬ハロペリドールが日本のほうが米国より使用が早かったのも、最初は高価だったからだろう。

わが国の大学病院の薬棚はにぎやかである。これには、飲み心地の違いをことこまかに追求するわが患者の〝貢献〟も無視できない。一九六八年当時存在したすべての抗精神病薬を使用してトリペリドールだけが効いた例を経験したことがあるので、薬棚の豊かさは悪いことばかりではない。もっとも、古い非妄想型の一部には掛けがえのない(と私は思う)この薬は使用にカンとコツが必要なためもあってであろう、次第に使われなくなり、かなり前に製造中止になった。故郷に帰った彼はどうなっただろうか。

## 9　治療文化とルール違反

神戸では一般に無断外泊を東京ほど騒がなかった(むろん患者の難症度による——重症度と区別して難症度というものがある)。「万一フッとでてしもうたらな、すぐ病院に電話せいや、しゃあないとこっちも警察にいわなならんでおたがいにシンドイし、損や。そしたら車で迎えにいったってもええし、家族にたのんで薬取りにきてもろて、一晩くらいとめてもろうようたのむこともあるかもしれんし、な」といっている。バーゲニングによる合意の一つである。医者はその代わり何かを一つゆずっているはずだ。無断外泊は名古屋では部長以下が緊張する事件であった。病院は「お上《かみ》」であり、お上に反抗したからには、自滅を賭した反抗となりがちであった。

これは文化の差であって医師の差ではない。神戸では道路の立ちのきの代価は(一九七〇年ごろにきいたところでは)たしか二〇年償還の債券であった(東京では現金、小切手のたぐいでなかろうか)。名古屋では「ゼロ」である。しかも「受けとっていただく」ために「嘆願書」を書く。私も書いたのだからこれは間違いない。しかも地区で一軒でも拒否者があれば、その地区の（たとえば）道路改良はおこなわれないから周囲からの圧力は相当なものである。市の説明では、（道路拡張あるいは下水道工事の場合）その分地価が上がるから相殺であるというもので、正論ではある。たちのかなければ、どうなるか。東京では都の関係者が病気になった。名古屋では、誠意を見せるためにえんえんと通いつめる例をみた。数年間、一つの家に担当者が一人である。神戸では——ある段階までは他の街と同じである。しかし、最後までたちのかない場合どうするか見ていると、今まで工事した部分をある長さは犠牲にしてエイヤッと別のところに道路を通した。そのほうが広い意味で「ペイ」する段階になったからであろう。

## 10　家族・周囲の「治った」という判定と治療文化

何を以て家族が「よくなった」と思うかにも微妙な差がある。東京では、はたらけることとならんで、ある程度の格好のよさ、礼儀作法を要求されることが多い。名古屋では、はたらくことが非常に重要で、他は二の次である（ようだった）。「なりふりかまわずはたらく」ことへの評価は名古屋のほうが評価されるようであった。神戸ではどうか。他に較べると「あんまりやいやいいうな」とベテランにいわれそうである。ホームレスのあり方を見よう。名古屋では数年前餓死者が出た。それでも宗教団体などが駅で炊き出しすることには名古屋駅は拒否的で毎年のように騒動が起こる。東京では餓死しなかった。ゴミ箱をあさればよいからである。では名古屋では？　名古屋のゴミ箱をのぞいてまわったことはないが、私の住んでいた住宅地で、わが家の廃棄物の多さに恥ずかしい思いをした。東京郊外の団地では普通の量なのにである。神戸では？　わからない。商店街では午後八時にゴミ収集車がまわり、夜の街はまあ清潔である。ホームレスについては、商店街を歩いているという投書にたいして市は服装と漫歩では取りしまる根拠がないし、多少のそういう御方がいない商店街というものがはたしてよいかどうかという意味のことを新聞で答えていた記憶がある。神戸のホームレスと通行人たとえば私との接触はジョークという潤滑油を用いればまず円滑にゆく。

名古屋は中小企業の市である。政府の保護どころか、日米経済協定のたびに犠牲にされた産業を持つ街である。繊維しかり、今は大企業になった自動車しかりである。いつの日かの「安気《あんき》ぐらし」を夢みて必死にはたらかざるをえない道理である。私は家庭訪問のたびに、轟音とともに夜の一一時まで土間で家族が運転している織機のそばで外泊する患者をみて、気が休まるだろうかと暗然とした。東京は全国の平均、しかし移住民の街、中心指向性の人の街であろう。アメリカ精神医学は東京に一番あてはまるような気がする。ついでにいうと「生活臨床」から出る報告には——特に群馬に移った初期に——北関東の匂いがただよってきそうなのがあった（これは賛辞である）。また「東京さゆくべ」「牛乳さのむべ」「勉強さするべ」が「患者の三大会話内容」だった時代が以前にはあった。神戸は？　地域によって違うが、戦前は「神戸に転勤になったサラリーマンは出世を忘れる」といわれた。「努力」というものを人があまりいわない街である。漁村、ついで港湾都市として発展した歴史からみれば、魚がこない時、船の入港しない時、はたらくといえば修理くらいであろう。漁師の文化は一般に胸さわぎがするといえば休むのをゆるされそうな文化である。朝はたらいて昼寝する文化である。沖仲仕も船の入港した時は猛烈に働くが、後は地団太踏もうがブラブラしようが大差はなかった。これで満足できない少年のために日本有数の進学校がある。

私にとって、文化と臨床の接触とは以上のように処方から治癒概念に及ぶ。ご注文の魔女や呪術者についてはすでに書いて、もうあまり言うことが私にはないのである。

（「季刊精神療法」一二巻一号　一九八六年）

――その後いくつかの点で日本の各地は変った。特に神戸は一九九五年の震災以降は大きく変化した。いちいち記事を訂正していられないので一時代の記念碑としてこのままとする。

**文庫版への付記――**『治療文化論』は、岩波講座『精神の科学』で提案したところ、お前が書けとなったものである。ある文化が何を病いとし、何を治療とみなすかのセットが治療文化を構成する。

# 精神科医の「弁明」
## ——社会変動と精神科の病を論じて国際化の心理的帰結に至ろうとする

### 1 社会変動と精神医学

一精神科医が何であれ、こういう憶測を述べることは天を恐れない仕業であろう。精神科医は、フロイトの言うごとく、地下室で働く存在である。精神医学に対する批判が両方の側からここ二十年あまり起こりつづけている底には、精神医学が地下室を出て、最近脚光を浴びているのに、患者やその家族、あるいは一般社会がそれほど恵沢に浴していないということがあるのかもしれない。実際には、他の医学部門同様、精神医学も限られた力を持つに過ぎない。容易には治らない患者を肉親や家族に持って初めて、近代医学の無力さを人々も医者もにわかに味わうはずである。

精神医学は非常に精密な治癒を要求されている医学なのである。「まさか。いちばんずさんではないか」と言われるかもしれない。しかし、ちょっと表情が平板であるとか、疲れやすいとか、気がきかないとか、そういう、社会や家庭からすればいちおうもっともな苦情で、患者自身も大いに悩む欠陥は、壮大な頭脳活動全体から見れば、ごく一部分に過ぎまい。胃や何かのように全部取り去っても治療というのとは大いに異なるのである。

こういうきびしい要求のためか、たしか、アメリカの以前の統計では、精神科医は、歯科医の次に自殺率が高いらしかった。精神科医に続いては、眼科医、麻酔医だったかと記憶するが、いずれも一〇〇パーセントに近い治癒率を要求され、些細な残滓が厄介な苦情のたねになるような状況の多い科である。

ただ、精神科には特殊な事情がある。ある科では、対象は永遠に不変である。あるいは不変に近い。虫歯の構造はエジプトのミイラも現代も変わらない（だろう）。他の科では、社会変動とともに対象あるいはその発現形態や発現形式が変わる。飛行機時代とともにインフルエンザの世界的流行が起こりやすくなり、一週間かそこらで地球を一周するようになったのが、一例である。一九一〇年代後半の「スペイン風邪」は地球一周にたしか一年前後を要した。

しかし、これは付随的因子である。社会変動をまともに受け、社会病理の刻印の深い対象を、社会変動の中で扱わねばならない点では、精神医学は特殊な地位を占める。たえず揺らぐ地面の上に何ほどか有効なものをと模索するのが、精神医学の偽らない姿である。

もっとも、精神医学の対象には、統合失調症のように地域や民族が違っても発生率があまり変化しないらしいものもある。しかし、そういう統合失調症さえ、資本主義以後の発生であるという意見があって、古来存在したであろうという意見と並行している。土居健郎は前者の意見である。

多くの精神病に関して、普遍的で不変の存在か、文化社会あるいは時代による変化があるかという論争が尽きない。しかし、一般に病気の変化の波のほうが、精神科医の活動寿命よりもゆったりしているために確実な答えが出ない。今、抗精神病薬のなかった時代の統合失調症を知る精神科医は急減しつつある。そして、精神科は文章による記述に依存する面が大きいために、精神科医のまなざしの変化によって、過去の記憶が何を指しているか、よく分からなくなる。

しかし、社会変動と病気の関係は、どうもかなりありそうである。精神科以外の病気がすでにそうであるからには、精神科だけが例外であることはなかろう。

第三世界には、シュテファン・ツヴァイクの小説の題で世に知られた「アモック」や驚愕病である「ラータッハ」（インドネシア）、「イム」（アイヌ）、「ススト」（南米）など、独特の病が風土病としてあるとされてきた。しかし、最近、植民地時代の記録を年代順に追ってみた報告では、どうやら、急速な文化変容の時期をピークとする、社会変動に関連した病気であるらしい。

似た事情はわが国にもあったようだ。たとえば、明治十年代には京都府のある地方で、精神障害者が多発してどうしたらよいかわからないという悲鳴を交えた区長報告書が上級官庁に提出されているが、それはどうも派手な錯乱で、今日からは何病ともいえないが、当時の文明開化的な職業たとえば牛乳や牛肉商あるいは人力車営業と関連しているらしく、急激な社会変動の波に乗ろうとして乗り切れなかったという、社会関連の精神病多発であったらしい。

## 2 進行する老年期認知症

老年期認知症（特にアルツハイマー病）など、老人の病気が精神科医にとって新しいものであるというと、驚く方もあるかもしれない。しかし、そもそも老人の数がごく少なかったのが人類史の大部分である。そういう時期に生き残った老人は、さまざまな淘汰圧に耐えた特殊老人であった。一般老人の病についての経験はごく新しいのである。今日診た患者も、六〇歳代の妄想患者であったが、老化による社会制度ののみこみの悪さで始まっており、それが日常の出来事の決断不能となって、結果的に、些細な雑音をことばとして読み取って左せんか右せんかを仰いでいるということがわかった。老化の底には脳動脈の問題が潜んでいるらしかった。些細な雑音に振り回されるという事態は、青少年の統合失調症のごく初期には珍しくないが、老人にみたのは最初であった。

老年期精神障害の問題は、目下、統合失調症の一九六〇年代以前と同じ悲観論に浸っている。それは現に大量のすでに進行した認知症患者が存在するからである。これでは慢性統合失調症患者が大部分であった時の精神医療と同じ雰囲気が生れても不思議ではない。かつての結核病棟がそうであった。当時の結核病棟勤務医は、結核について強烈に悲観的であった。現在すでに、統合失調症よりも老年期認知症に対する悲観性のほうが強くなってきた。米国では実によく普及しているのが「アルツハイマー」で、何であるかを知らない人でも、「アルツハイマー」の名を聞いただけで「恐ろしい病気ですってね」と言う。おそらく、近い将来、老年期認知症の初期徴候による発見が事態を変えるだろう。すでに統合失調症の態様を変えて、その多くの病者が社会と共存しうる（しているのをあなたが知らないだけであることが多かろう、誰も名乗らないからである）程度にしたのには、薬物と処遇の変化の他に、早期発見によるところが多かった。

もっとも、皮肉は、近代化の進行に伴い、非治療病者との共存が困難になり、病者が社会から析出されてきて、結果的には早期発見となったことである。最近までの華僑社会のように、大家族が長期間、病者を包容しうる懐の深い社会では、析出されてくる統合失調症の患者は、慢性化している場合が少なくなかったようだ。

老年期認知症の早期発見を、私は多少経験しているし、多少お役に立ったかもしれない場合もないではないが、それはもっぱら、親族の中の医師か家庭医からの紹介である。長年の付き合いだけが発見しうる些細な徴候である。これが生じる状況には、まず「根こぎ」がある。子女の家に引き取られるなど、住み馴れた環境に張ったひげ根を切られる時である。初めて住む町で老人がオリエンテーションを失っても不思議ではない。あるいは、不意に子に先立たれるという喪失や、配偶者が重病になるなどの、老人には対処できない大事態がある。こういうハイリスクの状況に注目してゆけば、早期の、可逆的部分の大きい時期、相互に無理をしないですむ時期に、有効性の高い治療を開始できると思いたい。

病気を持たない老人は、多少の援助があれば、社会の負担どころか、社会に役立つ存在である。すでに、わが国で、いわゆる外注の清掃業や高速道路の料金受け渡し所に老人労働者の姿がしばしば見られるではないか。早く出勤し、深夜業を引き受け、安価な賃金(一家を扶養するに足る必要はなく、賃金の高下でなく職のあること自体が恩恵に近いと観念されている)で真摯に労働する老人労働者の姿にはつい西欧の外人労働者(ガスト・アルバイター)の姿を重ね合わせてしまう。老人は(老人でなくともだが)病気になってはじめて社会の負担となることが多い。老人社会の到来の警告も、この点を見失うと真実を見誤るのではないか。

## 3　取り敢えずの技術

新しい社会変動に伴って、新しい病気の姿が抽出されてから、それなりに精神科医がこなすには最低どれぐらいの時間がかかるだろうか。

青少年の精神科の病は戦後の社会変動にもっとも敏感に変化してきたが、不登校や家庭内暴力の例を見れば、最低二〇年はかかるということになりそうである。

統合失調症についても、同じことが言えそうである。ある精神科医のテレビでの発言によると、その人の経験では、十年前には初診の十人中六人は入院させていたが、現在では十人中一人だという。この期間中には、画期的な治療技術の開発はなかったから、薬物使用への熟達をも含めて患者を外来で維持する技量の向上がこの変化をもたらしたということができそうである。もっとも、緊急入院とはいうが、現在でも数日待機してもらうことが多い。この間の本人と家族の耐えがたい苦痛を思う時、その予後への影響は無視しえず、即日入院が可能となれば、事態はさらに改善すると思われる。待機はそもそも「具合が悪くなったらどうぞ入院してください」という、医師側から患者へのかねてからの約束の違反でもある。空証文は、信頼関係を基礎とする精神科医療(一般医療もであるが)に反すること著しい。即日入院が可能となるためには、いつも何パーセントかの病床を空けてなければならない。この即時対応性の追求は、現在、私立病院および国公立病院の追求している「満床政策」に反する。いずれ、賢明なる政策家が、この矛盾に気づいて事態を改善するだろう。そして、数時間という「超短時間入院」が現実に有効なものとして機能するだろう。

逆に見れば、二十年前は、幻聴があれば入院させるという場合が少なくなかった。三十年前はどうだっただろう。それでも日本は、公共交通機関が発達しているために外来治療のやりやすい国だった。自動車の普及も、この利点を失わせなかった。

以上は、すでに精神科医の間では語っても驚かれないことである。しかし、一九八〇年代後半（執筆当時）の社会病理を論じるとなれば、そうは行かない。

精神科医はフロイトのいう「地下室」へと射し込むわずかな光を頼りに、推論し、憶測しなければならない。なぜなら、精神科医は、事態に直面して逃避することを許されないからである。工学者は、不可能を不可能と言う自由を持つ。医師は、たとえ、有効な策がなくとも事態に直面させられる。当事者の眼差しが取敢えず医師を現場に運ぶのである。おそらく医学の有効性は、抗生物質の到来以前は格段に低かったが、医師は常に呼ばれ、何ごとかをなすことを求められた。「何ごとかをなしつつありと思わせんために」というラテン語の略語が医学用語につい最近まであった。医学は、常に「取り敢えずの技術」であるということもできる。そしてプラシーボ効果は今でも大きい。つまり服薬していることの心理的効果である。薬をやめるとただちに消えるのはこちらのほうである。薬理効果は血液の中から消えてゆくのに二、三日はかかる。効果も少しは残る。

## 4　会社人間と執着性気質

さて、一九八七年の元旦の新聞に、私は新しい徴候を見た。いわゆる「お正月記事」——未来をいささかキッチュなバラ色に描く記事——がほとんどなかったことである。これは日本という馬車をひく馬の前にニンジンがなくなったということだろう（以後も同じである――一九九一年注記、二〇一一年も同じ）。

さらに、私が気づいたのは、「サラリーマン」という言葉がほとんど見当たらないことであった。元旦の新聞だけでなく、最近の新聞雑誌において、この言葉の使用頻度の低下は著しい。たまたま、吉野俊彦氏より送られた近著『鷗外百話』の中にしばしば（他の氏の著書と同じく）「サラリーマン森鷗外の哀歓」という言葉が出てきたが、私は、「サラリーマンの哀歓」という言葉に、ほとんど、なつかしい古語に出会った思いをして、はっとしたのであった。

言うまでもなく「サラリーマン」は、わが国における代表的な「普遍職業」であった。「普遍職業」とは、それになるためには特別の理由や弁明を要しない職業であり、平均人がなってしかるべき職業であった。日本のサラリーマンは明治時代には「腰弁」と蔑称されたにせよ、意識において江戸武士のれっきとした後裔であった。しかし、その「哀歓」をしみじみと理解しうる人は、もはや定年になった人たちではないだろうか。終身雇用制のいわゆる「会社人間」はすでに終焉を迎えているらしい。

いわゆる「会社人間」のうちの多少不器用な人たちがよくなる病気に「うつ病」があった。うつ病になる人の、病気になる前の性格は、日本の下田光造が「執着性気質」と名付けたものであった。いつも一二〇パーセントの達成目標を課題として、几帳面に、手を抜かず、飛躍せず、こつこつと仕事をし、仕事への熱中と興奮は仕事を終えても持続する（ゆえに執着性気質と命名された）ものである。ドイツのテレンバッハが「メランコリー型」として記載したものも類似のものであって、ただ興奮の持続だけが抜けている。一つの職場に根を生やし、その空間に包みこまれ、その空間から出ざるをえない時には心を残すのが日本人独自であるらしい。したがって、昇進や転勤が危機となる。「執着性気質」あるいは「メランコリー型」は、つい二、三年前まではうつ病の病前性格として安心して講義しうるものであった。今はそうではない。そういう人たちはどうなったのであろうか。そういう場が与えられなければ、この気質は発現しない。すべて、仕事の進め方で定義されている気質だからである。

実際、この両者は、第二次大戦後のドイツと日本の精神医学が相互に認めあっただけで、アングロサクソンも、フランス人も、同じドイツ語を使用するスイス人もオーストリア人も承認しなかった。おそらく、この気質が気質として認められるような労働状況がないのであろう。

この気質が徳目にまで高められたのは二宮尊徳あたりであることを私はかつて記した（一九七五年）。当時、私と討論していた米国の日本史研究家の一部は「執着性気質」という概念が気に入って、自分は「シュウチャクセイキシツ」だと称した。たしかに日本では、こういう気質の人は歴史家に見られ、一時はうつ病が「歴史家の職業病」の観を呈したことがあった。しかし、米国の歴史家の執着性気質理解はどうしても日本人の観念と一致せず、簡単にいえば誤解であった。彼等には「努力賞原理」とでもいうべきものはなかったからである。成否は時の運のしからしむるところで、一所懸命努力したことに価値をまず認めて、それを評価するという原理は、彼等には理解できなかった。失敗は端的に失敗なのであり、努力したかどうかは弁解にもならない。彼等の一部は、それは follower's ethics（随従者倫理）、petty officer's moral（下士官道徳）と批評した。それにはもっともな点があろう。「日本では指導者にもその倫理が浸透しているところが問題である」と彼等は言った。

それがもっとも明確に現れたのは、戦時である。日本の指揮官は、敗北の後にしばしば昇進した。努力の評価である。米国では罷免であり、降等であった。いずれも第二次大戦史にはその例に事欠かない。

日本においては「執着性気質」はプラスの価値を持っていた。一九六〇年代初期、某大学精神科医局の医師のほとんど全員が「自分は執着性気質である」と自己診断していたのを思い出す（自己診断ほどあてにならぬものはないよい例であろう）。ドイツにおいては、その地で臨床をされた精神病理学者・木村敏氏によると「メランコリー型」は「端的にダメな人」だそうである。おそらく「努力賞原理」が存在しないからである。「仕事を終えて後の興奮の持続」という日本の項目が、ドイツに欠けているのは、そもそも、そういう事態の発現の場がなかったからではあるまいか。

一九七五年当時、私は、いささかの皮肉をこめて「執着性気質の終焉」を語った（後に『分裂病と人類』、東京大学出版会、一九八二年に収録）。ヘーゲルは「ミネルヴァのふくろうはたそがれに飛ぶ」と語ったが、精神科医も哲学者ほど立派なふくろうではないけれども、やはり、かつては失調していない堂々たる気質であり、徳目にさえ高められたものを、精神科医ごときが語るのは、終焉も間近い証拠であるまいか、という意味のことを述べたのである。そして、今日精神科医も社会も、そういう人間の終焉に立ち合いつつあると私は思う。現にこの型の病前性格を持つうつ病者は急激に減少しつつあり、別の形のうつ状態に代りつつあるという印象がある。（一時期の）富山の精神科医たちは、富山の県民性として、執着性気質を挙げる傾向が強かったが、たしかに、ある産業、ある生活様式と結びついて生き残ることはあろうかと思う。しかし、おそらく、普遍的職業としての「サラリーマン労働」と結び付けては考えられなくなってきているだろう。

## 5　勤勉と工夫から変身へ

私は、その一九七五年論文において、勤勉は工夫とセットになって職業倫理たりうるのであって、勤勉単独では、失調しやすいはずであることを指摘した。実際、日本の戦後の経済的成功は、勤勉と並んで工夫によるものであると言ってよかった。日本のブルー・カラーは、にわかに全く別の仕事を与えられても短時間でこれをこなすことにすぐれていた。今日、「新人類」ということがいわれているが、彼等の「新しい」価値である「変身」ということは、工夫の延長上にあり、実は、わが国の産業が最近追求しているものにほかならない。彼等は、決して、産業社会の手掌の外にいるわけではない。わが産業界が変わり身の早さで生き抜こうとし始めたのは高度成長の終焉以後、たとえば鉄鋼業が介護付有料老人ホームをつくり始めた時代以来である。

もし、産業が多目的化するだけで危機が乗りこえられたならば、それはよかっただろう。これにはわが国の人間はよく対応した。私は、超高圧機械の設計者が数カ月の講習で第五次コンピュータの開発者に「変身」するのを見て驚嘆した。私が数カ月の講習で外科医となることはほとんど考えられない。ブルー・カラーであろうとホワイト・カラーであろうと、この能力には目をみはるものがある(第五次コンピュータという目標はその後放棄された)。

わが国の教育が、産業活動にくらべて成功していないように見えるのは、このような短期の変動に対応する社会における教育のシステムが目に見えてこないからである。西欧のアカデミックな教育は急速には変動しない社会を前提にしていた。勤勉と工夫を通じて近代国家へというコースの確定していた時代には日本も教育のイメージを持ちえた。欧米では、日本の小中学教育の評判がよく、大学の評判が悪いが、これをうのみにすることはできないと、私は考える。社会変動の大きな国において「変身」で対応するには「親が給料を支払う四年間の有給休暇」といわれていた日本の大学在学期間は、重要な「モラトリアム」的意味を持っていたかもしれないのである。むしろ、小中学教育に混乱があると私には見える。もし、厳格な職業教育を大学がおこなっていたら、小粒の専門家が大量に出来て、社会変動からの落伍者が多かったろう。

## 6　国際化が意味するもの

「国際化」ということが叫ばれて久しい。国際化とは何であろうか。日本人が意識を変革して、欧米人のルールに従って活動し、欧米人のような生活を享受することであろうか。そういう面もあるかもしれない。国際人といわれる教養豊かな、尊敬すべき人物をわれわれは知っている。しかし、それは多分一握りの人に終わるだろう。平均的日本人が欧米化の道に進んだ結果を考えれば、それは、一世、二世、三世以下と世代間の深淵を作りながらついに米国人となった日本系米国人のような型の人たちかもしれない。

しかし、外からの「国際化」の声を聞いていると、日本をどうしてくれるかの配慮を見据えて行っていることはありえない。第一、欧米人は、そういう発想をしない。そういう面を考えに入れてくれているはずというのは、わが国側の「甘え」である。自国の生存戦略に有利な時だけ、そういう考慮に似たものがされるに過ぎないだろう。

かつて『日本沈没』という小説（小松左京）があり、映画化された。沈没する日本から、大部分の日本人は脱出して世界各国に散らばり、受容されることになっていた。つまり、一九八六年の大島噴火の際の避難の国際版が演じられることになっていた。もう十数年の昔のそういう幻想を、わが国の公衆は楽しんだわけである。しかし、今思い返せばあれはカタストロフ小説どころか牧歌的な小説だろう。その後、多くの国が「沈没」に等しい状態になり、難民が発生した。その現実は、『日本沈没』から遠かったといわねばならない。牧歌的な受け容れなど、絵空事もいいところである。

国際化とは、結局「世界と同じように日本も苦しめ」という外からの悲鳴のように聞こえる。精神科医・林峻一郎氏は、一九八〇年代初期にペルーのリマで精神衛生研究所（実体は精神衛生センター）の建設に苦労されたが（『リマの精神衛生研究所』、中公新書）、氏が帰国した時、世界中で日本だけが温室のような別世界だと感じられたことが冒頭に記してある。温室は貿易黒字という加熱により維持されていたのだ。しかし、それがいつまでも続くことは不可能であったろう。国際化とは、日本人も、失業率、犯罪率、外国人労働者の多数流入、資本の海外流出、慢性不況、等々、世界が今、苦悩を以て経験しつつある内容を味わうことかもしれない。そういう黒々としたイメージが私にはある。

これに対する国内事情はどうであろうか。最近まで国鉄、健保、コメの三Kの解消が叫ばれていた。それは実現しつつあるかに見える。国鉄の解体は、社会党の基盤の最後が奪われたことをも意味する。社会党は、あらゆる非難にもかかわらず、自民党以外では唯一の開かれた政党だった。複数の意見が存在しうる政党という意味である（社会党の多くの政策を自民党が実現した）。かつて吉田茂は「社会党を育成する」と言って非難されたが、彼の主張には先見の明があったかもしれない。国鉄の解体は「国鉄一家」という、団結の強さで代表的であった企業社会の消滅を意味する。次に健保の黒字化は達成されつつあるかに見えた。しかし、健康という点でのツケは未だに算定することができない。今後の消費の大きなものは、教育費と医療費になるであろうが、人生の後半で最後の活力を出す必要のある時に大きな個人負担がかかることであり、子供が大学在学中に家計の赤字が見込まれるのは、すでに『国民生活白書』にもあるところであるが、老人や病人が家にいない場合でさえ赤字になるだろう。もっとも、この二つが、税とともに家計を苦しめているのは、欧米諸国も同じである。教育を通じての階級再分化が発生するかもしれない。いや、すでに発生しつつあるかに見える（巨大化した大学は、青年人口の減少に伴い入学者が減少したら学費を下げるであろうか。大学の名に値する大学ならば欧米並みの高額にするであろう）。病院は、ますます老人を相手にする率を高めるであろうが、老人医療はやれることをすべてやれば（非常にたくさんの障害が同時に存在するし、生命維持装置や介護に手数がかかるから）家計（と健康保険）にとって破滅的な高額医療であり、手を抜くならばいちばん手が抜ける（自然死との境界線が不明瞭である）という構造を持っている。ここでも、欧米で実現している方向が見える。つまり高度医療の追求が「ショウウィンドウ医療」に行きつくことである。コメについては、どういうことになるだろう。農地を捨てたペルーの人達が首都の周辺に小屋がけして半失業の状態にあるという事態が、ひとごとと思えない気がする。いずれにせよ、コメを捨てた農民が大都市を目指すことは間違いなかろう。「出かせぎ」が「出放し」になるということだ。

吉野俊彦氏の『鷗外百話』には、鷗外のインフレーション対策案が出てくる。第一次大戦後の日本の貿易黒字と過剰流動性に対する案で、金利を高めると外国から資本が流入して過剰流動性をさらに高めるから、むしろ、資本の海外流出を勧めている。現在と似た状況が大正時代にも存在したことを私は初めて知った。そして、現在（一九八七年）金利を低くして資本を海外に流出させているのは、まさに鷗外の策どおりだと思った。

世界が過剰に連結されている今はどうだろうか。問題を局所化するということは、医療のもっとも安全な方法である。全身の管理ということは、大がかりな事業でリスクも大きく、しかも結局は問題が局所化されて終わる。全身の管理もそのための手段なのである。そして、医療では、もちろん「小さいことはいいこと」である。国際化とは、世界の局地的事件が世界全体に波及し、日本もそれを免れないということである。

## 7　オミコシ的構造は続くか

窓を明け放って世界の苦難が日本に流入した時に何が起こるだろうか。社会変動が必至であり、社会病理が発生するだろうことは想像できる。かつてもあったことである。明治維新の前後には、しかし、南北戦争とセポイの乱（英国に植民地放棄論さえ出た）とクリミア戦争が同時期に存在したという幸運があった。第二次大戦後には、第一次大戦の戦後処理の教訓が連合国側にあって過酷な賠償を課することはなかった。その副作用がよく知られていたからである。米ソの対立ということもあったろう。これらはわが国の社会変化の過酷さを和らげた。それに、伝統的な日本の社会の構造にはよくできている面があった。それは、オミコシかつぎにたとえられるかもしれない。少し力を入れてふんばる時も、疲労して力を抜く時も、オミコシは地上に落下しない。疲労した人はそっと力を抜いてもよかった。「甘え」が構造化されたゆえんである。ぶらさがる人さえ、大目に見られた。オミコシの力線は微妙に移動して、平衡を崩さなかった。それに上に乗る人の体重は、かつぐ人がかつかつその重みに耐えられるほどであった。役割の交替も可能であった。日本の職場が単なる賃金の獲得の場以上の、いくぶん祝祭的な意味を持っていたのも理解できる。家族にも、こういうオミコシ的構造があって、それが家族介護を可能にしてきた。

日本の社会が、安定しているかに見えて、時に大きくグラッと短期間の姿勢崩壊を起こすのは、オミコシの持つそういう特性によるものかもしれない。なるほどこのオミコシ的構造には、捨てがたい良さがいくつもある。しかし、オミコシは、いわば自閉的である。

二つのオミコシは連結できないのだ。縦社会（中根千枝）といわれるゆえんである。国家規模では、いっそう困難であろう。

もう一つ、オミコシには祝祭に酔わずに、方向を絶えずそっと微調整しているグループがついている。このグループが無力化した時、オミコシが他国に暴れ込んで日中戦争、太平洋戦争となったことはなお記憶に明らかである。この微調整もわが国独特のものらしい。中国系の高名な精神科医と話し合った時、百年後の中国精神医学についてこともなげに語るのに驚嘆した。わが国では二、三年先も読めないというと、彼は、そういう近くは見えないと言ったが、近くはあまり重視していなさそうだった。われわれは、中国と日本の政治をそれぞれ巨船とヨットの操縦にたとえた。これでみると中国の「一人子政策」は、あらゆる精神医学的危険にかかわらず、百年の計で遂行されているのだろうか。わが国ではできないことである。もう一つ、日本というオミコシは巨大化しすぎた。これは今後もなお、いろいろな内外の影響を吸収する柔構造でありうるだろうか。なお微調整ができるのか。危機を感じるのは、巨大さだけでなく、過度の構造化にある。関東大震災と共に大正デモクラシーが去ったこと、毛沢東が、百年間日本に抗戦すれば、中心部の（天災による！）潰滅が日本を破壊してくれるから中国は不敗であると述べたことが思い出される。東京一極集中の危険である。この巨大都市が、どのような社会病理を生むかということの他に――。

## 8　神はその滅ぼさんとする者を……

結局、私の関心は、今後どれほどの犠牲をどういう形で払って、どの程度の統合性を持った社会を日本が維持できるかということに帰着する。日本が石炭産業を廃棄して以来、多数のアルコール中毒患者が炭鉱地帯を中心に発生した。日本は人口あたり精神病床数の非常に偏った国であり、九州に特に多かった。三十年間、あの産業転換のツケは支払われ続けたわけである。一局地の一産業でさえ、そうであった。アルコールの他に麻薬やその類似物への嗜癖も憂慮される。これらをどれだけの比率に抑えこめるかが問題である。

枠組みのしっかりした人格が変身を企てる時には、おそらく明治十年代に（どれだけの規模だったかはわからないが）あったらしい一過性の錯乱のリスクが高まるだろう。これは、すでに企業がメンバーの自己変革を行わせようとする「センシティヴィティ・トレーニング」において発生してきて、私さえ何人かを診察したことがある。逆に変身に長けた人は、自分自身の枠組みのはっきりしない、その場その場の対人関係しか持てない人になるかも知れない。器用にそうなった人はめだたないだろうが、不器用な人は、ノイローゼとも性格ともつかない対人障害を起こすかもしれない。今日、境界例といわれている障害に近いものだろうか。境界例が米国精神医学では精神障害のモデルとなっていることは何ごとかを物語っているかもしれない。

裕福な人たちは、激烈な変動に裸身を曝すことはなくて、優雅な生活を継続するかもしれないが、二つのリスクがある。一つは、その無目的感から麻薬やアルコール中毒あるいは性的放縦に陥ることである。もう一つは、その安全に経費がかかり出すことである。つまり、治安が悪くなるのだ。「安全と水とはタダである」とイザヤ・ベンダサンなる人物が言った時代が懐かしくなることである。そして、治安対策は、ある程度以上は不可能である。一つは、治安要員の増大がある点を超えるとメンバーの質が悪くなるためであり、もう一つは、それに対応して犯罪が誘拐産業や無差別テロなどの方向に向かうことである。これはすでに欧米の一部で生じていることだ。クラウゼヴィッツは、「ある目的を究極まで追求する時はそれに伴って生じる反作用が結局目的の実現を妨げる」と言っている。逆に弱者の適切な保護は、社会の安定に大いに寄与する。いかなる者も弱者たりうるのであり、弱者になった時の安全保障を社会が与え続ける限りにおいて、社会は安定しうる。北欧の福祉国家は、あらゆる不平にもかかわらず、安定した国家を維持している。たとえば医療も、病者には現実に求められるものであると同時に、一般者にアクセス性を保証されたものであることによって、社会の安定要素たりうるのである。

どういう社会病理がどういう病を生んでも精神科医は応答を迫られる。しかし、われわれの力は限られたものである。私の祈りは、まず、「神はその滅ぼさんとする者をまず狂わしむ」というような社会の舵の取り方のないようにということである。私の耳元には第一次大戦直後の一九一九年にポール・ヴァレリーがスイスでおこなった講演の始まりが響いている。「われわれは文明というものは今や不滅でないことを知っている……」。彼にとって、文明とはヨーロッパであった。われわれには、それは何であろうか。江戸時代から築かれた文化の深部構造であろうか。私には一九四五年前後に比すべき変動と思える最近である。国際化といっても、無性格な国になることであってはなるまい（それは崩壊である）。しかし何が残るのだろうか。

（「文化会議」二一四号　一九八七年）

# 反螺線論*

一般に歴史は繰り返す、といわれてきた。われわれは、今、敗戦直後の教育荒廃や覚醒剤中毒に再び直面しているように考えがちではないだろうか。あるいは、精神病が「ふえて」いて、それが戦後の結核の蔓延に匹敵するものである、と。一方、老人問題は、かつて存在しなかったのが、今、にわかに存在するようになったのであると。
歴史が繰り返すのではなく、歴史に対する人間の判断と対応が繰り返すのであると、ある歴史家は反論している。私はそのとおりだと思う。

実例は目の前にある。多様な原因をめぐってしょうこりもなく戦争という同じものが闘われ、そして当初の目的を果たしたものはあるとしても少なかったのではないか。多くは、当初の目的とは違うけれども、とにかく戦勝の結果えられたものを以て目的が達成されたと錯覚した。しかも、成果は長続きせず、永続するしこりを残した。この過程は、人間が土地に線を引き出してから現代に至るまでひどくなる一方である。

なぜ、私はこういうことをいうのか。一九八〇年代における教育の荒廃や覚醒剤の蔓延に、過去の処方箋があてはまらない新しい面があることが充分理解されていないように思うからである。

端的に言おう。敗戦直後の覚醒剤の蔓延は都市の現象であった。また、学校へ行かないで靴磨きに出る少年も幼い街の女になる子もあったが、それも都市の現象であった。農村は、農地解放の結果を享受していた。堕落した都会と健全な農村という、保守的な人の固定観念を支持するような事実がみちあふれていた。

むろん、飢えつつある疎開者一家への意地悪やいじめはあった。農村の性が清教徒的だったといえない。地方によって大いに異なるのだが、長塚節の『土』のような、あけすけな性の世界があった。しかし、それらは問題ではなかった。いつの時代にもあることとして眺められてきた。

現在の覚醒剤中毒は、過疎農村の主婦を襲う（そういう時期があったらしい——二〇一一年記す）。いつも有権者数に対する議員の数が千葉二区の何倍といわれる過疎地域の農村の主婦や青年が犠牲者である。むろん、売人がはいって行くからであり、こういうよそ者が入り込むということも農村の大変化の一つであるが、つけこまれるところは彼女らの退屈である。退屈とは、エネルギーがとどこおっていることだ（河合隼雄）。また彼女らの孤独である。話し相手、挨拶の相手にも事欠く世界である。

今、第一次産業の従事者は労働人口の一割を切っているらしい。つい昨日までは九割がそうだった。農業国日本であった。非常な社会変化である。

政策を立案している者も、農村の出身者かも知れない。しかし、次第にその二世三世に移りつつあり、農民への共感はなくなりつつある。われわれ精神科医も、〝都市中流階級〟には感情移入しやすく、農民、漁民、職人、少数民族、上流階級に対しては診断、評価、治療的接近を誤まることが多い。医師・患者関係のこじれはこれらの階層出身者との間に多い。いっておくが、上流階層との間にも多いのであって、単純な偏見ではない。かつてある新聞記者は、記者が経済的に裕福になった結果、まずしい人にほんとうの共感を持てなくなったことを指摘しておられたが、それはすでに昭和三〇年代のことであった。事実問題として、農村なら農村の生活が分からなくなっているのである。

世代的にもそういう裂け目があって、私もわずか二〇年前の社会なのに、それについて学生や若い医師に説明をえんえんと行うことがある。(一九八五年) 現在五〇歳代から六〇歳代の女性の独身の多さは戦争の結果であるとか、引き揚げ者の生活はどうであったか、とかいうことにである。話す相手は、ものごころがついた時には新幹線が走り、人工衛星が廻っていた世代であり、私はもう古老のような気がする。明治の福沢が言った「一身にして二世を生きる」とはこのことであろうか。

しかし、生活は変わっても、私の職業は比較的変化がなかった。いや、もっともなかった部類である。同じ医師でも、五〇歳代になってから非常な技術革新に遭遇した科の医師もあるはずで、大変だろうなあと思う。

農村については、想像にあまる。戦後しばらく、食糧難の時期の農村はよかった。それでも、うるおったのは一部の農村だけかもしれない。私の下宿した農家などは決して裕福とはいえなかった。ただ、食糧があるということ、これだけで「裕福」とされた時代だ。食糧確保のために農村に娘を嫁がせることも起こった。精神科医は、時代に先駆けることはあまりないだろうが、時代が通り過ぎた後の埋もれた傷跡を診ることは多い。

それから高度成長の時代が来た。農村が保守政権の基盤として税の面で優遇され、米価が国際価格を無視した高さに置かれたということである。しかし、農家が現金収入に悩むことは戦前も戦後も変わらない。そうでなければ、どうして出稼ぎということがあるだろうか。また、多くの「行政指導」は、いろいろな新しい作物を勧めてくれて補助金なども付けてくれたが、結局の損害は農民の側に残った。まず借金が残った。巨大な農協が破産や夜逃げから守ってくれるとはいえ、農協は一方では借金を作らせる側でもある。なるほど戦前に比して農村労働は楽になった。しかし、無料でそうなったのではない。機械化であり、化学肥料である。そして、そうしないことを選べる自由はかりにあっても少ない。村がヘリコプターを頼んで肥料や除草剤を撒く時、一村全体が家を閉め切って退去する。

この時、一軒だけ他と違った態度が取れるか。取って意味があるか。こういう費用は、農協が政府からの米価から自動的に差し引く。戦後の複雑な農家経営を個人で行っているのは例外的に裕福あるいは積極的な農家である。すべてを農協に依存することが、平均的には一番間違いのない農家の行き方となっていった。

戦後のヨーロッパの成長は、外人労働者を下積みとして行われた。一九七七年に私が西欧に行った時、ベルギーだけ、街路が汚かった。説明では、ベルギー人が特に怠惰あるいは不潔なのではなく、西独などと違って外人労働者を入れていないからだそうである。その真偽は確認できなかったが、それは別として、ドイツの清潔な都市から外人労働者が撤退したら、果たして町は美しいままだろうかという疑念が起こった。

一方、私は、昭和三〇年代の青年官僚とその友人（私もその一人だった）が、すでに日本に外人労働者を入れるかどうかについての議論をしていたのを記憶する。結局、導入しなかったのは皆の知る通りだが、その代わりとなった者がちゃんとあって、それは最近までは出稼ぎの農民だった。最近は老人がそれに加わっている。そして、昭和四〇年代、高度成長期に東京の地下や高い足場で黙々と働いていた出稼ぎの人たち――あの人たちはもう老人になっているはずだ。農村に無事帰られたであろうか。帰っても待つ人はいたであろうか。妻は待っていても、子や孫は都市に出て、お盆に帰って来れば幸せとしなければならないくらいではなかったか。あるいは都市に残ったり舞い戻ったりしておられるのではないか。わが国の公園や地下道に寝そべる人たち——あの人たちは過去を語らないが、中には農民のしぐさ、そぶりが見えてしまう人もいる。とにかく、彼等の若い日、日本人の九割は第一次産業すなわち農業・漁業・林業・鉱山業に従事していたのである。

そして、次は農村の若い人である。日々、廃校になる学校の記事が片隅に出る。廃線になる鉄道の記事が出る。櫛の歯が抜けるように若人が街に出て、老人たちが残る。農家の食料は、かつてとは大違いで、缶詰でありインスタント食品である。そして結婚難。都市の娘さんたちを、村の費用で何かの名目で呼んでも、彼女らは一日のレジャーを尽くして帰るだけで再び戻る人は雑誌に書かれるほど稀である。すでに昭和四〇年代、農村の結婚は、相手を選ぶ余裕がなくなりつつあった。夫婦の間にコミュニケーションが成り立つだろうかと心配されるケースもすでにないではなかった。今の農村の子は、その人たちの子の世代である。その母たちが覚醒剤を打っているのではないだろうと思いたいが——。

私には新聞記事からだけしか分からないし、農村の人口減少のために絶対数は少ないかもしれないが、現在の学校荒廃は都会よりも農村の学校のほうが根が深い印象を持つ。むろん、都市と接している農村がもっともはげしく社会変動を起こしつつある部分で、そこは一種の価値的真空地帯であるからもっとも問題が顕在化しやすいだろう。しかし、過疎の農村の主婦を覚醒剤が襲うとしたら、児童は健在であろうか。私は今手元に信頼できる資料を持たないが、ぜひ知りたいところである。

西欧に発生しているヴァンダリズムとは、公共などの建築物の無目的な毀損で、たとえばニューヨークの地下鉄に見られたものであるが、日本においては非常に少ないといわれる。たしかに都会には少ないが、一方、「ビニールハウス破壊」などが農村で問題になっていたのは知られているだろうか。これは高価で脆い。その破壊はもっともヴァンダル的である。

観光旅行に年四〇〇万人も出掛ける今（一九八五年当時――一九九〇年には一千万）、人びとは欧米の都会の危険さを語り、日本の治安の良さを言う。しかし、欧米の農村の治安は良い。というより、非常に外部からの浸透が難しい。その点は戦前の日本の農村以上である。

西欧の生産者人口も、農業は日本並みの減少ぶりである。しかし、減少の仕方が違う。また一般には速度がずっとゆるやかであった。イギリスでは有名な囲い込み運動によって地主が農民を追い出し、農地を牧場に変えてしまった。英国の田舎の美しさは一八世紀にできたものであり、それを最初に指摘したのは、わが国では『リップ・ヴァン・ウィンクル物語』で知られている米国の作家ワシントン・アーヴィングで、最初の駐英大使だったと記憶する。英国に風景画の起こるのはその後であり、英国の風景美の発見者は英国人でないこと、わが浮世絵と変わらない。

フランスでは革命が貴族の土地を農民に配分した。農地改革である。しかし、広大で豊かなフランスの農地を所有した農民は、今日までフランスを農業国にしている力を持っている。国際競争力でEC第一なのは周知のとおりで、日本農業がアメリカ農業の影に脅えるのと同様なのが、フランス農業に脅える西独農業である。

米国では、広大な土地をインディアンから奪って大農場を建設した。米国は依然として巨大農業国である。

ただし、東部の古い農村では人口減少と農地放棄が見られるようだ。サリヴァンの村も一九世紀前半に栄え、蔵書一〇〇万冊を誇る（ほんとうだろうか?）図書館さえあった。人口減少は以来やむことなく続き、二〇世紀の初まりの前後には自殺、殺人、精神障害の事例の増加など、社会不安が増大し、サリヴァンの村では彼の家を最後にアイルランド系は跡を断ち（KKK団がその消滅を十字架を焼いて祝賀した）、サリヴァンの育った農場は荒れ地に戻った。しかし、覚醒剤の売人が村に自由に（夜陰こっそりとにしても）出入りした日本の過疎農村は、欧米の過疎農村とは違った脆さ、自衛能力の喪失が忍び寄っていたように思われる。

精神科医は予言者ではない。社会が問題としてから、かりにそれが病気として扱えるものと分っても、安定した治療法の合意の成立に達するまでに早くて二〇年くらいを要する。しかし、憶測を許されるならば、米国やフランスなら都市とは別に農村の自立が続くであろうけれども、わが国では、農村のほうに解体の危機があるのではないか。

解体的な社会変動に関しては都会もひとごとではない。老人が、西欧の外人労働者の代わりになりつつあることは周囲を見渡せば足り、たとえば高速道路のゲートを通ればよい。では若い人たちは安全だろうか。私は、別のところですでに触れたが、コンピューターとロボットの結合は、ただちには労働者の失業を招かない（と労働組合が外国人に説明している！）けれども、次第に、「ふつうの人間のふつうの仕事」がなくなるという形での社会変化を起こすのではないかと考える。私のいうのは、「サラリーマン」という、特別の技能や意志のない人が、成人になったらなるものとしての「普遍職業」の消滅である。私は、かつて塩野七生氏が、ルネサンス・イタリアでは普通の常識人が生き難かったと書いておられた時、遠い時代の遠い国のこととしか思わなかったが、ふつうの知能と感情の人間のほうが職を得難い社会がすでに手元にもあるのではないか。ジャワで見たのは、日本では知恵遅れとして特別に処遇される少年がいきいきと露店で働く姿であった。少し前には、知能指数一二〇の人間を中心に幅の狭い人間しか適応しにくいという形で社会が生きにくくなるという経路が予想された。受験産業の隆盛はこの予想を多くのものが共有していた証拠である。奇妙に成績が一番の子が後で病院に来る。一番の子のごく一部ではあろうが。いつも追いかけられる身だからだろうか。

こういう高度成長型の青春は、今後少し事情が変わるのではないか。知能指数一二〇辺の人間が特に生きにくいということはなくても、彼等にとって充足感の得られる職業は消滅するのではないか。福祉も含めた第三次産業への人口集中は、すでに起こって久しいが、それは、何かの徴候ではないか。たとえば、学歴のいかんに関わらぬ普遍職業として「サラリーマン」に代わり「自動車運転」と「セールス」とが登場するかもしれず、事実としてはすでに登場していて、あまり気づかれないだけかもしれない。「サラリーマン」が江戸期の武士なる普遍職業の後裔であるという説があるが、そうとすれば、武士が形骸化したようにサラリーマンも形骸化しておかしくない。実際、武を以て仕えている武士が江戸期にはあってないようなものだったのと同じく、書類に埋もれ帳簿に向かって働いているサラリーマンは、現場に行って見るとほとんどいない。つい昨日、サラリーマン小説の花形だったような人たちのことである。

とすれば教育はどうなるのか。過去のパターンにならって、服装検査や髪の長さばかり測っていてはどうにもならないことだけは分かっている。教師自身信じていないことを子どもは敏感に察するものである。

（「学術通信」28号　一九八五年）

＊精神科医のK君が、人類の歴史は螺線状に上昇するというのは当っていないのではないかという議論をしかけてきた。けっきょく彼は書かず、私が岩崎学術出版社への文債を払うことになったのがこの一文である。

# 精神科への持参金

## 1

私が精神科に移ったのは一九六六年の春である。三二歳であった。

移ろうと思ったのは、かなり前であった。正直にいえば、微生物関係の研究所にはいった時、非常に索漠とした気分になって、ここでずっとやって行くことが自分にできるのかと、ふさぎこんだ。ようするに「しまった」という感じであった。それでも意地というのか、少しは成果がでないうちはやめにくいものだ。五年目から六年目にかけてそれまでの仕事が次々にまとまり、これ以上やるには脂質の化学をやらなければならないというところに来た。実際、私のやっていたウイルスに対する細胞側のレセプターの仕事は、つい数年前まで休眠状態であったと昔の同僚に聞いた。途中で放棄するのは、何でも褒められた話ではないが、見通しはだいたい当っていたということになる。

それでも多少は準備の必要があると思った。研究所時代も心理学と精神医学について少しは読んでいたが、非常に魅力的とは思わなかった。一方、学生時代に愛読した医学書はノルウェーのアルフ・ブローダルの『神経解剖学』とカリフォルニアに亡命したオーストリアのワーテンベルクの『反射の検査』で、ことに後者には「あっそうか」と全く開眼的な体験をした。精神医学と神経学の間で私は何カ月か迷った。結局、ある年長の友人の勧めで精神医学を選ぶことになる。神経学の魅力は、ワーテンベルクという人がその典型であるような職人的な面にあった。そういう面にひかれるところが私にはあって、卒業からインターンにかけては眼科医を考えていた。それは、私の家が傾いたこともあって、眼科ならばきちんと観察して計測すれば駆け出しでも大きくは誤らないのではないかと思ったからである。生活の圧力があって、私は卒業のころ、あまりロマンティックになる余裕が許されなかった。エイデティカー（〝視覚的人間〟）であった私は、眼底を見たり、眼底図譜をおぼえるのはかなり得意でもあり、好きでもあった。

眼科医にならなかったのは私的な事情もあるが、それだけではなく、私は四流の眼科医としてはとにかくやれそうになってしまっていた。これは困ったことだった。わかっていただけるだろうか。技能の進歩に必要なソフィスティケーションのためには、ある種の禁欲が要る。精神科でも、病院に勤めて、はいってくる患者すべてにただ一種類の薬を出していてもまあ仕事になる。訓練を積んだプロの精神科医と患者の治癒率もそう違わないかもしれない。しかし、その僅かな差に全てがかかっている。倫理的なことだけではない。

進歩がないことは面白くないことだ。私には科学としての医学よりも治療の職人としての医師の仕事のほうが学生時代からずっと魅力的だった。私には科学者としての素質に欠けるところがあるが、それを別とすれば、もし科学をやるつもりなら医学部をえらばなかっただろう。高校時代、かなり生物学が好きであった前歴がある。

## 2

研究所を辞める前年の夏に紹介する人があって、ある労災病院の脳神経外科に通った。手術の見学や病理解剖もしたが、毎日やったのは星状神経節のプロカインによるブロックである。労災病院のせいで鞭打ち症が多かった。院長が「頸性偏頭痛」(ミグレーヌ・セルヴィカール)に興味を持っていたために、労災以外の患者も多かった。劇的に症状がとれるのも経験したし、なかなか理論どおりに行かない例も当然あった。

不器用な私に長い注射針で頸椎の横にある神経節に狙いをつけて注射するなどという芸当ができたのは、インターン制度のおかげだったろう。それに「医術」がきらいでなかった。いろいろな手技を覚えて行くことは、若い医者にとって自尊心をてっとりばやく高めてくれる。

## 3

私は、医療の研修が徒弟的であることに抵抗がなかった。一つは、実験室の経験が教えたことだ。組織培養やウイルスの定量、いや超遠心機の操作でも、マニュアルを読むだけではどうも心もとない。やはり、ちゃんとやっている先進研究室で手をとって教えてもらわなければならない。今でもそうかも知れないが、当時は超遠心機の誤操作は死につながった。米国では一年に一人くらいの死者を出しているとおどかされた。

一方、あまり器用でないことを自覚していたので、手技を意識化して自分でマニュアルを作る習慣ができた。『精神科治療の覚書』(日本評論社、一九八二年)など、具体的に細部を書き込んだ論文やエッセイは、この習慣の延長にある。

実はウイルス学時代に実験室助手のために自分でガリ版を切ったマニュアルがある。試験管を洗う洗剤の選定から溶かし方、洗う手つき、実験でクシャミが出そうになった時どうするかまでを絵入りで書いたものである。二版を重ね、かなり遠くの研究室からも貰いにこられた。驚いたのは、一九九五年でも、ある微生物関係の研究所で友人だった人を訪ねた時のことで、そのマニュアルがコピーを重ねて今も使われているといい、ほんとうに複写をくれた。培地の成分を始め、その後の変化をいっぱい書き込んであるが、間違いなく私の手書きのマニュアルだ。二〇年以上を隔てての再会であった。

「マニュアルを書かせたらアメリカ人」という。彼等の不器用さの効用だろう。逆に、わが国の機械の使用説明書がいくら読んでも要領を得ないのは、文章表現の訓練を受ける機会がないまま大人になるためと、身体で覚えるうまさのせいであろう。

研究所で日本脳炎ウイルスをやっていた時代の私の論文は、論文自体のオリジナリティは別として、アイデアは、当時自分のものと思っていた部分を含めて、やはりリーダーのものだ。若い研究者に自分で考えたと思わせるのは優れたリーダーの素質の一部だ。その時代の私のものと言えるのは例のマニュアルが一番かも知れない。精神病院に勤めてから往診のマニュアルを書いて、精神科往診のベテランに見てもらった。これも複写でいつの間にか普及したらしい。多少ハト派的なアプローチの役に立ったと思いたい。

## 4

研究者時代に学んだことには「グラフで表す」ということもある。たくみに図に表すことで次の展望が開ける。同僚に判らせるためにも必要だ。だいいち、データがでたらとにかくグラフ用紙にプロットしてみなければ実験の成否の見当もつかない。私がグラフ用紙と定規に親しむようになったきっかけである。

もう一つ、歴史学に行った友人のことばに、「上手に年表がかけたらしめたもので、論文は半分できたのと同じだ」というのがあった。患者の生活史と病歴を年表に書くと思わぬ近接関係を発見したり発病の状況因子がわかったりするが、ヒントはこの友人のことばであった。

一冊の本を一枚のフローチャートにしてしまう読書習慣もこの辺りから始まっているはずだ。今は参考書にチャートがよく使われて、浅薄だと非難されているが、当時はあまりはやらなかった。精神医学にはいった当時、コンラートの『分裂病のはじまり』をチャートにして、これはその後ずいぶん便利だった。その他にいくつも表にした。

私のものとしてはもっともよく引用される論文は東京大学出版会の『分裂病の精神病理2』にある。実はこの論文は「芸術療法」という雑誌の三巻の私の論文にある見開き二ページの表一枚を文章にしたものである。どうも、畳んだら一枚の表になり、ひらいたら論文になる、——そういう仕事が私の場合、比較的内容のあるものではないかという気がする。

その後も長らく、話す内容をチャート一枚にして、聴衆に話すことが多かった。そうしたのは、一つは、ジャネの講義についてエランベルジェ先生が述べていることから学んだので、名刺一枚くらいの大きさの紙に要点を書いて、それをみながら話すのが、ジャネだけでなく、あちらの講義の習慣らしい。また、私の高校のドイツ人教師は、教師がノートを読む日本の講義を非難して、考えながら講義するのでなければ講義の意味をなさない、君らもぜひそうするべきだと教えた。このことが頭にあって、四十を過ぎて初めて講義する仕事についた時、それをこころがけた。その学校をやめる時、学生が寄せ書きした中に、「先生は学生のほうを向いて講義してくれた」とあったので、よかったと思った。単位時間に送り出す情報量はノートを読むほうがずっと多いから、一つのテーマで一年講義する文学部などと違って、医学部ではやりにくい方法だが、受け手の受け取る情報はあまり差がないのではないかと思っている。聴衆のほうを向いて話したほうがよく聞いてくれるからだ。

## 5

漠然と文献やデータを集めて、それからまとめようとする人が少なくないが、これはオリジナリティを圧殺する早道だ。アメリカの学者には、後は数字をいれるだけの論文を書いてから実験する猛者もいる。これは逆の極端だが、とにかく文献やデータを見る前にアイデアをその辺の紙切れにでも書き付けて置かないと、文献やデータに考えを食われてしまうものだということも研究所で学んだ。

もっとも、実験にかかる前に結果の見通しから科学史的意義まで話さなければならないのが研究所生活の苦痛なところであった。少なくとも私には、予備実験の段階まではそっと遊ばせてくれるところがよかった。私には、この細胞にならこのウイルスが生えるのではないかというと妙に当たるところがあった。そういう時は、論文のその箇所の字が浮き上がって見えた。別にオカルト的なことではなく、ふだんああでもない、こうでもなかろうと意識の皮一枚下で考えながら歩いたりしているからだろう。こういう能力は着実に年齢と共に衰える。エイデティカーにとって人生の後半はヘッドライトの光が段々衰えてゆく心細さがある。とくに最近のことだ。

## 6

小林秀雄が、東大はたいしたことがなかったが、東大に行かなかったら東大がいつまでも気になったろう、パリもたいしたことがなかったが、パリに行かなければパリがいつまでも気になったろうという意味のことを言っていた。私は科学者といえるかいえないかくらいだったから、とてもそんな大きな口はきけないが、それでも科学というものの得手不得手を多少は知ったつもりである。少なくとも、卒業してすぐ精神科にはいれば、科学というものが今より気になったろう。それはかねがね感じていたことだが、最近になって、それだけではないと思うようになった。英語の論文を徹底的に添削してくれたリーダーに負うところも大きい。また、当時は世界から分子生物学者が研究所を訪れた。そういう人を目の当たりに見て、多少付き合ったことも、かけがえない体験であった。彼等の多くが、ユング派ならば「永遠の少年」というべき人たちだったことを思い出す。非常にシャイな人が第一級の科学者に多く、一流半の人にアグレッシヴな人が多かったと思う。

## 7

私は、眼科での失敗に懲りて、しばらく精神科のアルバイトをしないことにした。結局、ある私立大の助教授の夜間開業を手伝った。ずいぶん厚遇してもらったし、勉強もしたが週二回三時間ずつだったから生活が楽になるところまでは行かず、借金をしたり、食品衛生の仕事をやったりした。結局、二年目の秋も暮れるころ、ロールシャッハを手ほどきしてくださった先輩・細木照敏先生の紹介で、その後長く勤めることになった精神病院に私ははいった。それまではもっぱらこぢんまりとした東大分院の病棟にいりびたっていた。臨床だけすればよいというのは大変精神健康によかった。しかし、ある時代にかなり自分を通せたのは、私の性質もあるだろうが、博士号を持っていたことがずいぶん私の立場を楽にしたのも事実である。私は員数外であり、それだけ自由だった。私の博士号は、臨床に替わるなら何かと役に立つよといってウイルス研究所の人が取るように勧めてくれたもので、精神科医になってから論文を提出した。ポジティヴなデータは全て共著で公刊してしまっていた私は閉口し、御蔵入りになっていた馬力の弱いデータを動員してよいといわれて、いうとおりにした。だから博士論文が多分一番弱い論文という変則的なことになった。一度原稿を山手線の網棚に忘れたのはきっと後ろめたかったからに違いない。

## 8

では、当時の仕事はその後の精神科の仕事と関係なかったのだろうか。私は絶縁したつもりだった。しかし、当時の私の主な仕事は細胞とウイルスの相互作用だった。私は精神科で特に相互作用に関心をもたなかっただろうか。また、縦断的な経過を追って、ウイルスとレセプターとの反応をいくつかの段階に分け、それぞれの標識を見つけようとした。私の精神科臨床はそういう傾向を示さなかっただろうか。あるいは、初期の反応は一見感染が成立しない細胞からとったレセプターでもおこることを示した。私は精神科でも前駆的な現象に関心を持たなかっただろうか。振り返って見ると、「変われば変わる程同じだ」という諺どおりかもしれない。

（「学術通信」25号　一九八四年）

# 一人の精神科医の〝自然的〟限界

とうに亡くなったフランスの詩人だが、ポール・ヴァレリーの若書き『テスト氏』の中に、「一人の人間に何ができるか」とつぶやく場面がある。三十年近い昔に読んだきりだが、妙に心に残る一句である。

一人の精神科医にどれだけのことができるか、と——商売柄——問いはおのずから、脳裡で変形されるだろう。むつかしい話ではなく、ここではむしろ量的なアセスメントを行なってみたい。

精神科医に転じたころ、『行動科学事典』で、一人の患者に対する有意味《ミーニングフル》な面接の回数はおよそ四十回である、という一句をみてひどく印象に残った。われわれは、ある患者に対して何となく無限回面接可能な気がしている。しかし、どうやらそうではなく、一人の患者について、われわれは約四十枚の回数券を渡されていると考えたほうがよいらしい。慢性精神病のように経過の長い場合には、この四十回をどう按配するかが、一つの勘どころとなってくるようにも思われる。

何が有意味かについては問題もあろう。一見みのりのなかったと思われた面接があとで生きてくること、またその逆が大いにありうる事態なのは誰でも知っていることである。しかし、とにかく、この有限性の自覚は有害でなかろう。数の四十回前後という数値が、人間の細胞が受精卵からはじめて、それこそ有意味な分裂をする回数、いわゆるヘイフリックの限界とほぼ同じなのは、むろん偶然だろうが、記憶に便であり、その小ささに驚かされるところも似ていよう。ちなみに、絵画療法でも、系列的な展開を示す描画は一人の患者につき四十枚くらいである。一つの傍証だろう。

もっとも、これは正確には一組の患者・治療者についてであって、治療者が代われば、新しい可能性が開けることは言っておかなければならないだろう。

頻繁に面接するほどいい治療者ともいえなくて、逆に「黄金を惜しむように面接を惜しむべきだ」という逆説も成り立とう。実際にも面接間隔をどう決めるかが治療上大きなパラメーターである。週三回という古典的間隔は短すぎると私は思う。面接と面接との間は先行する面接がお互いの心の中に沈み込んで定着する期間として貴重であり、また次回の面接に活用できるハプニングの生起する意味でも大切である。わが国の週一回面接は大体その辺の機微に合致していよう。逆に月一回では、風化作用のほうが利いてくるし、面接と面接の間にハプニングが起こりすぎるので、話は後向きになりがちであり前進は困難となろう。

いずれにせよ、週一回なら一年、二週一回なら二年、もっとも、その間に休日もあり、またどうしても有意味でない面接が混じるだろうから、約三年が一組の治療期間となろうか。

次に、一人の精神科医はどれだけの患者を生涯に診ることになるだろうか。これはおそろしく幅がありそうなので統合失調症に限ってみよう。精神科医の活動期間を大きく一万日（二十七年余）ととっても、十日に一人新患を受け入れて千人であるが、十日に一人ずつ治癒してゆくことはありそうにないことだから、あるところで頭打ちとなり、それ以上はもし引き受けても、診れども診ずということになるのではなかろうか。一種の自然的限界は、すぐれた統合失調症研究者が大体何人をもとにして発言しているかからも垣間みられそうである。コンラート K. Conrad は約一五〇人、マンフレート・ブロイラー M. Bleuler は約二五〇人、サリヴァン H. S. Sullivan は異説もあるが二五〇人といわれる。活動期間からアセスしたが、どうもそれは間違いで、一人の精神科医の統合失調症患者理解の容量というほうが正しいようだ。ブロイラーは全生涯だろうが、サリヴァンは十年、コンラートは野戦病院の軍医として一人につき一、二回しか面接していない。しかし、われわれが生涯にある程度以上親密になりうる人間も、（計算は省くが）高々数百人どまりで、われわれの人間論はこの数百人にもとづいているとみるべきであろう。それと同じ理由で、一人一人が独自の世界である統合失調症圏の患者を一人の精神科医が扱う容量も数百人どまりなのではあるまいか。

「人を殺すのはその記憶の重みである」と最晩年のサマセット・モームは言ったが、統合失調症圏の患者を一人みるごとにわれわれの中の何かが確実に不可逆的に消耗するように感じられる。これは躁うつ病圏の患者との体験と対比すればその差によって納得していただける事柄ではあるまいか。

これが正しければ、統合失調症を診る精神科医の数は絶望的に過少ということになろう。逆にいえば、われわれ精神科医は、実に少数の患者によって精神科医にならせてもらい生活させてもらっていることになる。（ちなみに、脳外科医の手術回数は、世界記録が一万例弱であり、多くの人たちはそれより一桁少ないだろう。われわれの数値より数倍多いところどまりではなかろうか。）

何が消耗するのか。それは曰く言い難い。しかし私の憶測では、作用に反作用が伴うごとく、転移には逆転移が必至であって、それが統合失調症性精神病の場合には、逆転移も精神病レベルであってふしぎでなく、われわれは治療によって、多少とも、その都度というべきか、それにとどまらぬかもしれぬが、とにかく、少なくともマイクロサイコーシスになるのであろう。それからの修復は無限回可能だろうか。統合失調症治療者は、四十歳をすぎると、どうも、分裂 splitting からのその都度の修復が体に沁みてこたえてくるらしい。サリヴァンはもちろん、もっとも捨身の治療者サールズ H. F. Searles の診療も軽症患者に移り、さらにスーパーヴィジョンに移っている。

それでは、一人の精神科医が何人の精神科医に自分の体験を伝えうるだろうか。形式的に近い、浅い師弟関係にしても数十人どまりだろうが、何か本質的なものを伝え得たと言ってよいのは（横目で眺めたいろいろな例や著名な精神科医の師弟関係からみて）、どうも平均三人、よくて五人、高々十人というのが私の推論である。鼠算的にゆけばむろんこれで不足はなさそうだが、実状は如何であろうか。

次に治療手段についてであるが、向精神薬を例にとれば、一つの病気、たとえば統合失調症に対してわれわれがいつでも使いこなせる薬の数はどうも七種類前後であるようだ。それ以上は、この七種類の予備薬として記憶される形になり、また、新しい薬がもしこの七種類に加わるとすると、自然に一種類が代わりに脱落するようである。向精神薬に限らず、類似物の中から一つを選ぶという形の処方が問題となる場合は抗生物質をはじめ、こういうパターンをとるようだ。製薬会社の営業マンは、われわれの頭の中のおどろくほど限られた座を互いに争っていることとなろうか。

研究については、誰でも一生に一つの発見は可能である。二つ発見する者を天才という、という警句がある。科学論文は指数関数的に増加しつつあるというが、一方本質的な発見は決して増加傾向にないことが多くの科学分野で指摘されている。精神医学ではどうであろうか。二十世紀の大詩人をフランス語圏のヴァレリー、ドイツ語圏のリルケ、英語圏のT・S・エリオットと挙げれば、彼らの創造活動には、いずれも生涯に二つのピークがある。他の例をいくつかみても、ピークが一つの人はあっても三つのピークの人には思い当らない。アインシュタインも、青年時代の二つのピークが挙げられる。大作曲家の交響曲が大体九番どまりでなかろうか。何百の論文を誇る学者は少なくないが、交響曲に匹敵する著作あるいは論文となると、さてその数はどうであろうか。生涯で九つ以上になるだろうか。

（一九七九年）

**一九八二年付記**

このようなアセスメントは意外にいくつかの重要な結論にみちびく。たとえば統合失調症のように多様な患者を一人の医師が克明に診療して、その記録にもとづいて、統計的に有意な結論を出すことはほとんど起こりえないということである。

# 医学の修練について——雑記帳より

## 1

医学はなぜ独習できないか。

技能的行為——熟練行動《スキルド・アクション》——は言語よりも多分情報密度が一次元高いからである。

一次元といったが、むろん不正確な表現である。

簡単な例を挙げよう。

鉛筆を削るという行為を、全く文章だけで伝達することは可能か。鉛筆もナイフも見たことのない人間に、文章どおりにすれば鉛筆が削れるように、と。

多分可能だろう。けれども、一冊の本を要するだろう。そしてあまり器用にはやれないだろう。眼の前で鉛筆を削ってみせること、初めて削る時にそばにいること、出来栄えについて一言、二言述べること。このほうがずっと効率的である。

読むよりも語るほうが、語るよりも示すほうが正確な伝達という場合がたしかにある。

臨床医学は徒弟的修練《アプレンティシップ》を欠かせないどころか、それがもっとも能率的実践であるという場合が多い。救急法にしても手術にしても。心理療法にしても多分同じである。書かれたものは、いわば音譜にすぎない。

私だけの感じだろうか。ある技術をマスターする時、一つの溝というか裂け目を飛びこすのを。飛行機が離陸する瞬間のような、いわく言い難い移行状態《トランジエント・ステイト》を。

移行状態というものは何でも捉まえ難いのだが――たとえばスイッチの入った瞬間の電圧――、とにかく皮膚科図鑑や眼底図譜でも突然〝見え〟出すのだ。それまでの見えども見えずの状態から。あれはふしぎな感じだ。ケーブル・カーから降りてしばらくして、突然周囲の音が聞こえ出す時のような。

この辺りは、医学がいくら進歩しても変らないだろう。少なくともそのフロンティアでは。

その時までは、「日々の力」を信じて行くよりほかはないと思う。不毛に見える努力がそうでなかったかどうかは、あとから初めて分ることである。と言っても見え出したら終りではない。そこから始まるのである、専門職《プロフエッション》が。

## 2

さる高名な外科医が書いておられた（ずっと前のＰＲ誌である。そのころは駆け出しの者には送られてこなかったのでどこかの医者溜りで読んだのだ。それに、読んでから大分たって、あっと思った。だから申し訳ないがお名前も雑誌も記憶にないが、内容は間違いないつもりである）。それは外科医の一生ということである。

外科医になりたては、やはり、おっかなびっくり、おずおずメスを使う。自信が持てない。これが第一期。

ところが、すぐれた先輩について勉強しているうちにだんだん手術というものの持つ力のすごさが分ってくる。他の手段がまだるこしく思えてくる（さきの話でいえば「手術が見えてきた」ということだ）。力もついてくる。第二段階である。離陸《テイク・オフ》の段階かと私は思う。手術の前の晩はうれしくて眠れないという話を聞いたが、この辺りだろうか。

次いで第三段階が来る。メスで治せないものはそうなさそうに思う。ひょっとして自分は天性の大外科医でないかと思う。実際、人をあっと驚かすような大手術、斬新な手術をやってみせる。

ところが、この段階で思わぬ失敗をしがちなのだそうである。腕が冴えているだけに、エラーも大きい。ここが外科医の運命の分れ目だと、その方は書いておられた。

その方によれば、誰でもここで外科が怖くなるのだそうで、大抵は研究に逃避して、その結果教授になったりするから困ると歯に衣着せぬことを言っておられた（念のために申せば、その方も教授であったと思う）。

ここで踏みとどまると、手術でなく、外科全体が見えてくるのだそうである。手術もその一手段として位置づけられ、適応、不適応やタイミングが考えられる。これが第四段階で、さらに社会的・心理的側面まで見えてきて、治療を構想し実践できるようになれば第五段階であるが、ここまで達する人はなかなかいない、と点の辛いことを言っておられた（私の周囲をみると、幸運にもこの段階の方がふえてこられたような気がする）。

これは心理療法を学ぶ精神科医にもあてはまる。

精神科医は病気にことばで立ち向かうが、何とも心細い武器だと思い、内心びくびくしながら面接している。これが、第一期に当たる。

ところが、こちらの何げなく語ったことばや意図しない出方が患者を大きく動かすことが分ってくる。それにしても、何年もの悩みが何回かの面接で変るとは、心理療法はすごい、心理療法を一生の仕事にしてもよいなと思う。実際に、患者はよく治り出す。半ば真面目に、最初の二年くらいがよく治るというささやきがあるくらいだ。

さて、やはり第三期がくる。先輩が持てあました症例の心理療法に成功する。まわりの見る眼が違ってくる。自分でもひそかに天性の治療者《ボーン・セラピスト》ではないかと思い出す。ところがここでホームランとまがう大ファウルが出て、患者が自殺したり、その他の事故が起こる。

ここで愕然とするのは外科医と同じであるが、精神科医の場合はここを踏み耐えていると、やはり心理療法の対象としての患者だけでなく、患者の心身が見えてくる。さらに、家族や生活環境が見えてくる。心理療法も、治療という患者との共同作業の一部として位置づけられてくる。

精神科と外科という、一見両極のような二つの科で平行線が引けるからには、この話の中に、一般に臨床家としての里程標《マイルストーン》を示してくれる何かがあるように思うが、いかがであろうか。

ついでに言えば、精神科では第三期に達するのはふつう三年で、どうも三年目の治療は良くも悪しくも波瀾に富んでいるような気がする。三年目とは早いではないかという人がありそうだが、外科でもそんなに遅くはないと思う。

臨床医をめざすならば、大体五年が狭い意味での修練期間だと思う。晩成型もあるかも知れないが卒後五年といえば三十歳を少し出ている人が多いし、この辺で一応一人前になってもらわないと困る。そして、よくしたもので現実にそうなるようである。

語学でもそうだが、年数ではない。特に初期はある程度以上の密度でやらないとそもそも身につかない。

## 3

勉強の仕方であるが、ハンドブックを頭の中へ引越しさせるようなやり方はあまり意味がないと思う。教科書やハンドブックは考えや知識を整理するには役立つが、それをもとに実践できるものでは全然ない。外科医が手術書を読んだだけで手術するのは、真に緊急の時だけで、例外的である。当然のことだ。

といって、本の上の知識が全然無用だというわけではない。ある種の病気にはわれわれは一生に一度出会うか出会わないかである。そういう病気があることを知っているかいないかで大違いなのだ。珍しい症状群でなくても、ありふれた病気でさえ思い付くか、病名が頭に浮かぶかどうかが決め手だというものがある。たとえば膵臓に関する病気、多発性硬化症、非流行時の伝染病、寄生虫症、ハンセン氏病。

一般に、講座のはざまに落ちている学問の勉強を特に心がけたい。神経学、内分泌学、毒物学といったもの。

それから定式が身についているかどうかが大事な場合がある。演奏家に楽譜が身につくように。たとえば救急処置、手術その他の手技。演奏家が楽譜を前に置くように、救急処置は、本に当りながらやって少しも差し支えない。いや処方集でも何でも患者の前で開いて一向に構わない。患者はこちらの思うほど気にしない。うろ覚えを宙で実践せぬことだ。

こういうことと並んで、症例による勉強もある。これはあまり意識されていないが、劣らず重要である。

真偽の程は保証できないが、徹底的に臨床主義的で、一年生に患者の診察をさせたフランスの旧医学制度では、こういう勉強の仕方をさせたということだ。自分の最初に当った患者をA氏とすると、この患者についてのすべてをA氏の病気として頭にしまっておくようにすすめられる。B病、C病など以下同じく。

ところで、何かの点でA氏に似た患者が登場するとしよう。これは直観的に「どこか似ている」でよい。これをA′病とみて、それからA病との共通点と相違点を分析してゆく。特に、どうしてA氏と直観的に相似だと考えたかを吟味する。

これは、われわれの対人認識の拡大法と同じであろう。われわれが初対面の人に会った時は、はっきり意識しなくとも、既知の誰かに対応《リファー》させている。この対応が初対面の人に対するこちらの態度を左右する程度は予想外に大きい。作家の故伊藤整氏のように、「中村ダッシュさん」「木下ダッシュ君」と記憶する人だっている。そして、どうして似ていると感じたかを考えてみると、自分の対人関係——ひいては自分——についても多くを知るだろう。

このようにして症例認識は増大する。症例検討会でも、討論者は自分が経験した類似症例を頭に置いて話していることが実に多い。これは、頭の中のコンピューターにクラスター分析をやらせていることだといえばなるほどと思っていただけるだろうか。

## 4

なぜ、このような症例の蔵を頭の中につくることに意味があるのだろう。私の考えでは、一つ一つの治療——つまり症例とのかかわり——は碁や将棋でいえば一つ一つの棋譜のようなものである。これらについて少しでも知っている人なら認めていただけるように、碁や将棋の棋譜は簡単な法則に還元できない。定石というものはあるが、それでやっていけるのはほんの序の口である。

精神科医だから特に感じるのかも知れないが、臨床医は、あるところから先は「棋譜」をベースにして仕事をしてゆくのではなかろうか。私が、新しく精神科医になった人に患者名簿をつくるように（それも患者が十人以内のうちに）すすめる理由の一つである。もっとも詳しく書くと長続きしないので、名前と年齢とカルテ番号と、その患者を思い出すキー・ワード一つ二つで十分だと言っている。

## 5

人間は七つ以上の分類をうまく使えないらしい。この〝自然限界〟は心得ておくと役に立つことがある。たとえば、ある病気に対する治療薬は大体七つくらいを使っているのではないか。ところが、これを意識すると、その代替薬として各々にまた七つまで付加できる。診断や治療の分類に、この〝七進法〟を応用して自分用のものを作っておくと便利である。

もっとも実際の診断や治療の決定過程はそんな粗い枝分れ型でなく、もっときめ細かなフィードバックの連続である。たしか、ループ型といわれているけれども。一歩ごとに結果を再吟味しつつ進むことである。こうすると「初期条件」を厳密に定めなくても前進が可能である。医療は非常に沢山の連立方程式とそれより多い変数の集合であって、こういう場合は天文学でもそうであるように「実践によって解く」他はない。

（一九八二年）

*プレオリジナルは医学誌の学生版に卒業後研修について書くように求められたもの。

# あとがき

ここに収めたのは一九八〇年代に神戸に赴任してから一九九五年の震災以前に書いたものである。

それも社会変動による病いの、あるいは病む人の、あるいは家族の移り変わりが一つの焦点となっている。

ちょうど高度経済成長が終った時期であった。それから今日まで同じようなことが問題になっていることがわかる。農村の荒廃、「サラリーマン」という普遍的な（誰でもなれると観念されていた）多くの伝統的職種の消滅、老年期精神障害の台頭、家族の変化、ホームレス問題などをとりあげている。これらは私なりにどう考えるかをききたがった神戸の研究者、精神科医のうながしによるところが大きい。

「一億総中流階級」とか「二十一世紀は日本の世紀」だといううわごとの時代はさすがに色褪せてきたが、まだまだ強気だったのが日本人であった。この後、昭和が平成に変わり、ベルリンの壁が崩壊し、冷戦が終った。

しかし、それまでに今日の問題はすでに出揃っていたともいえそうである。私にとってこの時期は現代ギリシャの詩を訳して行った時期でもあった。それは止むを得なかった単身赴任の副産物であるが、医局の人たちの結婚式に朗読しようとしたためでもある。そして、余勢を駆ってヴァレリー詩を訳し、大江健三郎氏の主宰する岩波書店の学術誌「へるめす」に載せることになる。続けて『魅惑』という二十一篇より成る詩集を訳してしまうが、完訳した翌朝に阪神淡路大震災がやってきて、私の人生はまたしても一変して、震災に対処する日々となってしまった。その日付けは何と私の還暦の翌日であった。

震災までの数年は個人的には悲喜交々の時期であったが、振り返れば楽しいこともあった。学会発表の機会に家内同道、若い医局の人たちとともにオーストリア、ハンガリー、フランスを周遊した。その一九九二年は、若い人たちにも私たち夫婦にもかけがえのない年であった。あの時、「今しかない!」と私の頭にひらめいたのは、ふしぎとしか言いようがない。

共に行った者も留守を守ってくれた人も、若い人たちは震災の時に自分の判断でとっさに対応してくれた。全体として、ほんとうに気の合った仲間だったと思う。その中に早世した人たちの名を算え入れねばならないのは悲しみである。

震災とともに老いが私を襲った。思ったよりも早く、フルに臨床で働く時期は永久に私から去った。私はリハビリをかねてトラウマ関係の基礎文献を次々に訳して行った。東北の大震災にあたっては、十六年前の震災の私なりの記録をインターネットにのせることもすすめられ、また少し書き足して公刊もしたが、それ以上のことはできなくなっていた。

フクちゃん、サザエさん、ドラえもんについて書いたのは、たまたま岩崎学術出版社にみつけられて日の目をみたものである。フクちゃんがなぜオジイサンと二人だけなのか、サザエさんの一家の構成がああなのか、私はそれまでうかつにも気づかなかった。

# 解説　棋譜と言葉

春日武彦

　中井先生の書いたものを読んでいると、具合の悪い患者に付き添って一晩を過ごしたとか、患者宅を訪ねたといった話がしばしば出てくる。わたしが精神科医になった頃には、大学病院に籍を置いていたこともあって、もはやそのようなことを行う機会も雰囲気もなくなっていた。ことに患者の家を訪ねるといった振る舞いはシステム的にあり得ない話となっており、したがって診察室か病室かデイケアにいる彼らの姿しか目にすることはなく、ましてや自宅でどのように過ごしているかなど分かりようがなかった。世間知らずな自分があれこれ推測しても、たとえば生活保護を受けつつアパートで独り暮らしをしたり、ベニヤ板で窓を塞ぎさらに室内にもバリケードを築いて日々を過ごすなどといった生活形態を原寸大で想像することなど到底できなかった。

　精神保健センター（当時は、福祉の文字は入っていなかった）に勤めてみたら、いわゆる「お医者さん」としての仕事がさせてもらえず自分のアイデンティティーに危機が生じた。しかも、暇なのである（もちろん現在は違うだろうが）。精神科医は患者の自由と可能性を奪う悪であるといった先入観に囚われている職員すら珍しくなかった。

仕方がないので、自分で勝手に「対応困難ケース相談班」というものを作り、地域の保健師と一緒に未治療ないし治療中断の患者のもとを訪れ、本人や家族と会ったり介入をしたりといったことを自己流で開始した。この経験はまことに貴重な財産となり、中井（以下、先生と付けるのはあえて省略する。先生を連呼すると、かえって馴れ馴れしい文章になってしまいそうなので）の言葉を引用するなら「……一つ一つの治療――つまり症例とのかかわり――は碁や将棋でいえば一つ一つの棋譜のようなものである。これらについて少しでも知っている人なら認めていただけるように、碁や将棋の棋譜は簡単な法則に還元できない。定石というものはあるが、それでやっていけるのはほんの序の口である。（中略）臨床医は、あるところから先は「棋譜」をベースにして仕事をしてゆくのではなかろうか」（327頁）とあり、つまりここに出てくる「棋譜」の数をかなり増やすことができた気がするのである。

ちょうどその時期に中井の著作を真剣に読み始め、平明かつ具体的な言葉の積み重ねにどれだけ救われ導かれたことだろう。それはマニュアルとして役立ったというよりも、頭の中を整理し工夫を加えるための支えとなったのである。たとえば「心理的に大人になるのは一瞬のことではないが、親がはっとそれに気づく瞬間というものはある。それは、子どもがそれまで稚魚のように透明だったのが、にわかに不透明になって、何を考えているのか、わからなくなるのに気づくという形を取る」(122頁)といった文章。この適切かつ明瞭なイメージで、やっと親にとってのある種の心情を、手応えをもって想像することがわたしには可能となった。抽象的な理解から抜け出すことができた。

あるいは家庭訪問について、「むろん、それは必ずしも成功しない。しかし、必ずといってよい程、波紋は残る。そしてバランス・オブ・パワーが変る時には思わぬ変化を生むこともある。外力を吸収する力の弱い、余裕のない人間関係の場だからだろうか。(中略)たしかに何かが微妙に変る。微妙な変化、しかし質の変化である。気象が変るといおうか」(33頁)といったコメントにどれだけ勇気づけられたか。こうした言い回しがどれほど自分の活動の意味を再認識させてくれたことか。

本書の冒頭に置かれた論考にも、「棋譜」というキーワードは出てくる。「……あえていうならば、治療自体は科学ではない。それは、棋譜の集大成が数学にならないのと同じである。治療についても、明確に述べられている情報だけによる治療は、定石の本だけを頼りに打つ人以上に出ない」(13頁)。棋譜を辿り直す行為を通じてどのような言葉を析出させるか、その見事な手本をわたしは中井の文章に見ていたのである。

本巻は三部構成で編集されている。Ⅰは家族問題、Ⅱは自然な対人関係を営んだり当たり前の平穏な日常を送ることの困難さ、Ⅲは精神科医自身の問題について論じられている。

Ⅰでは、「一般に家族というものは、とくにそのメンバーの眼からみれば、実に変化の道が閉ざされていて、選択可能性に乏しいように見える」（14頁）という指摘がことさら印象に残る。家族というものは、困りつつも現状維持を図っているようにしか見えないことが多い。さまざまな理由を持ち出して、自ら変化を拒んでいるようにしか映らない。変わりたいけど変わりたくないといった矛盾した心性が閉鎖的な家庭ほど横溢しているようで、そうした膠着状態へ関与するためには、中井のような柔軟かつ包容力に富んだ姿勢が重要なことを我々は読み取るだろう。「われわれのアプローチにはマスターキーはないだろうと思う。いくつかのものを組み合わせて解決していくこと、そして多くは偶然に支えられてやっているということ、しかし、偶然というのは活用しうるということ……」（97頁）とはっきり言えるためには、どれだけのケースと真摯に向き合ってこなければならなかったかを想像してみよう。

Ⅱにも多くの重要な指摘が埋め込まれており、たとえば「平和に耐えるためには、人類のより高度な部分、現実能力が酷使される」（167頁）といった逆説的な事実、「男子老人の脆さは自己管理の自信のなさにある。男子老人の脆さには、もう一つ愛されることへの自信のなさがあるのかもしれない」（208頁）などの卓見。執着気質について「こういう人たちは、野心家とは異なり、係長は早く課長に、課長は早く部長に、部長は早く重役に、と願わず（多少は内心、そうなっても悪くないなと思ったかもしれないが）、それよりも、ある患者の表現を借りれば「係長の時は日本一の係長に、課長の時は日本一の課長に」なろうと思ったのであった」(162頁)と書かれているのを読んだときにはまさに膝を打ったし、最近いわゆる内因性うつ病の典型例との遭遇が少ないことの理由も透けて見えてくる。

わたしにとって自分の仕事を振り返るうえでもっとも腑に落ちたのは、認知症の治療を論ずるにおいて「それは、統合失調症の治療が病前の状態の復元を目指すのではないことと似ている。統合失調症の場合は、発病前には非常に不安定な状態であるわけで、多少見栄えはしなくとも、より余裕のある生き方に出ることがポイントである。患者は、この治療目標を積極的に承認することが多い。もし、そうでない場合は、何かの個別的な「みはてぬ夢」にひっかかっているか、周囲がぐちをいったり、はげましの手段に「過去の栄光」を持ちだしている場合だろう」(189〜190頁)という箇所で、躊躇することなく「多少見栄えはしなくとも」と語るその語り口にわたしは中井の誠実さと覚悟を見ずにはいられないのである。

なお、サリヴァンについて「自分のことを題材にしているフシの多い精神科医」(128頁)と評し、「「私・精神医学」者」と呼んでいるところが面白い。おそらく「「私・精神医学」者」とは私小説作家といった呼称を念頭に置いているのだろう。私小説作家的な自虐性や屈折や独善性を多く含む精神科医はいかにも厄介そうだが、自覚のもとにいくぶんかはそうした要素が入っていた方が、魅力的な精神科医となりそうな気はする。

Ⅲでは、一九八五年に発表された『反螺線論』の中にこんな記述がある。コンピュータ化とオートメーションの浸透によって世の中は「……次第に、「ふつうの人間のふつうの仕事」がなくなるという形での社会変化を起こすのではないかと考える。私のいうのは、「サラリーマン」という、特別の技能や意志のない人が、成人になったらなるものとしての「普遍職業」の消滅である」（302頁）「知能指数一二〇辺の人間が特に生きにくいということはなくても、彼等にとって充足感の得られる職業は消滅するのではないか。福祉も含めた第三次産業への人口集中は、すでに起こって久しいが、それは、何かの徴候ではないか」（302～303頁）。四半世紀が経ってみて、この予言は気味の悪い形で実現している気がする。「ふつう」の大切さに着目しているところが、優秀な精神科医としての証左だろう。

もうひとつ。「若い研究者に自分で考えたと思わせるのは優れたリーダーの素質の一部だ」（308頁）という文章には動揺させられる。あらためて中井の書いたものを読みつつ、結局は釈迦の掌で飛び回っていただけの自分を実感させられたからである。書き写しながらも冷や汗が出てきたのであった。

本巻に収められている論考は、もっとも古いものが一九七九年、もっとも新しいものが一九八七年に執筆されている。かなりの年月が流れているにもかかわらず、内容は汲めども尽きぬ泉のように新鮮である。執筆された頃には、昨今の「新型うつ病」は登場していなかったわけであるが、以下のような記述に触れると大いに考えさせられる。「……患者さんを病人として扱う時に留意すべきことの一つに、彼らに病人としてのパーマネント・アイデンティティ（永久アイデンティティ）を持たせない配慮がありますね。トランジエント・アイデンティティ（一時的な自己規定）でとどまってもらう。そうしないで「本職患者」を作ってしまうと、（そういう患者が時々います）病気は治っても「患者」からは抜けだせない。この本職には何の報酬もありませんので気の毒ですし、医者も家族も皆困ります。本職患者を作らないということは精神科医の仕事である、いや医者すべてに共通した仕事であろうと思います」（58～59頁）。

たしかに新型うつ病の患者を扱っていると、「自宅静養を要す」と記された診断書の枚数と薬の量ばかりが増えていって埒が明かず、やがて当人は本職患者のようになっていき、いっぽう医師は困惑と無力感とで「しろうと」のような気分に陥らされていく。「本職患者」とは言い得て妙なる言葉で、このような言葉は机上の紙が風で舞い飛んで行ってしまわぬように押さえてくれる文鎮の役を果たしてくれる。構想を明確にするための重要な道具として機能することになるだろう。

この本は、たくさんの知恵とヒントを与えてくれると同時に、「棋譜」的思考と言葉の重要性をあらためて我々に気づかせてくれるのである。

本書は一九九一年十月に岩崎学術出版社から刊行された『中井久夫著作集』の第六巻「個人とその家族」を中心として、新しく編み直したものである。

**治癒神イエスの誕生**　山形孝夫

「病気」に負わされた「罪」のメタファから人々を解放すべく闘ったイエス。古代世界から連なる治癒神の系譜をもとに、イエスの実像に迫る。

**読む聖書事典**　山形孝夫

聖書を知るにはまずこの一冊！　重要な人名、地名、エピソードをとりあげ、キーワードで物語の流れや深層がわかるように解説した、入門書の決定版。

**近現代仏教の歴史**　吉田久一

幕藩体制下からオウム真理教まで。社会史・政治史を絡めながら思想史的側面を重視し、主要な問題を網羅した画期的な仏教総合史。（末木文美士）

**沙門空海**　渡辺照宏　宮坂宥勝

日本仏教史・文化史に偉大な足跡を残す巨人・弘法大師空海にまつわる神話・伝説を洗いおとし、真の生涯に迫る空海伝の定本。（竹内信夫）

**自己愛人間**　小此木啓吾

思い込みや幻想を生きる力とし、自己像に執着しつづける現代人の心のありようを明快に論じた精神分析学者の代表的論考。（柳田邦男）

**戦争における「人殺し」の心理学**　デーヴ・グロスマン　安原和見訳

本来、人間には、人を殺すことに強烈な抵抗がある。それを兵士として殺戮の場＝戦争に送りだすにはどうするか。元米軍将校による戦慄の研究書。

**ひきこもり文化論**　斎藤環

「ひきこもり」にはどんな社会文化的背景があるのか。インターネットとの関係など、多角的にその特質を考察した文化論の集大成。（玄田有史）

**精神科医がものを書くとき**　中井久夫

高名な精神科医であると同時に優れたエッセイストとしても知られる著者が、研究とその周辺について記した一七篇をまとめる。（斎藤環）

**世に棲む患者**　中井久夫

アルコール依存症、妄想症、境界例など「身近な」病を腑分けし、社会の中の病者と治療者との微妙な関わりを豊かな比喩を交えて描き出す。（岩井圭司）

「つながり」の精神病理　中井久夫

社会変動がもたらす病いと家族の移り変わりを中心に、老人問題を臨床の視点から読み解き、精神科医としての弁明を試みた珠玉の一九篇。（春日武彦）

「思春期を考える」ことについて　中井久夫

表題作の他「教育と精神衛生」などに加えて、豊かな視野と優れた洞察を物語る「サラリーマン労働」や「病跡学と時代精神」などを収める。（滝川一廣）

「伝える」ことと「伝わる」こと　中井久夫

精神が解体の危機に瀕した時、それを食い止めるのが妄想である。解体か、分裂か。その時、精神はよりましな方として分裂を選ぶ。（江口重幸）

私の「本の世界」　中井久夫

精神医学関連書籍の解説、『みすず』等に掲載の年間読書アンケート等とともに、大きな影響を受けたヴァレリーに関する論考を収める。（松田浩則）

モーセと一神教　ジークムント・フロイト　渡辺哲夫訳

ファシズム台頭期、フロイトはユダヤ民族の文化基盤ユダヤ教に対峙する。自身の精神分析理論を揺るがしかねなかった最晩年の挑戦の書物。

悪について　エーリッヒ・フロム　渡会圭子訳

私たちはなぜ生を軽んじ、自由を放棄し、進んで悪に身をゆだねてしまうのか。人間の本性を克明に描き出した不朽の名著、待望の新訳。（出口剛司）

ラカン入門　向井雅明

複雑怪奇きわまりないラカン理論。だが、概念や理論の歴史的変遷を丹念にたどれば、その全貌を明快に理解できる。『ラカン対ラカン』増補改訂版。

引き裂かれた自己　R・D・レイン　天野衛訳

統合失調症とは、苛酷な現実から自己を守ろうとする決死の努力である。患者の世界に寄り添い、反精神医学の旗手となったレインの主著、改訳版。

素読のすすめ　安達忠夫

素読とは、古典を繰り返し音読すること。内容の理解は考えない。言葉の響きやリズムによって感性を耕し、学びの基礎となる行為を平明に解説する。

**意識に直接与えられたものについての試論**
アンリ・ベルクソン
合田正人／平井靖史訳

強度が孕む〈質的差異〉、自我の内なる〈多様性〉からこそ、自由な行為は発露する。後に『時間と自由』の名で知られるベルクソンの第一主著。新訳。

**物質と記憶**
アンリ・ベルクソン
合田正人／松本力訳

観念論と実在論の狭間でイマージュへと焦点があてられる。心脳問題への関心の中で、今日さらに重要性が高まる、フランス現象学の先駆的著書。

**創造的進化**
アンリ・ベルクソン
合田正人／松井久訳

生命そして宇宙は「エラン・ヴィタル」を起爆力に、自由な変形を重ねて進化してきた――。生命概念を刷新したベルクソン思想の集大成的主著。

**道徳と宗教の二つの源泉**
アンリ・ベルクソン
合田正人／小野浩太郎訳

閉じた道徳／開かれた道徳、静的宗教／動的宗教への洞察から、個人のエネルギーが人類全体の倫理的行為へ向かう可能性を問う。最後の哲学的主著新訳。

**笑い**
アンリ・ベルクソン
合田正人／平賀裕貴訳

「おかしみ」の根底には何があるのか。主要四著作に続き、多くの読者に読みつがれてきた本著作の最新訳。主要著作との関連も俯瞰した充実の解説付。

**精神現象学（上）**
G・W・F・ヘーゲル
熊野純彦訳

人間精神が、感覚的経験という低次の段階から「絶対知」へと至るまでの壮大な遍歴を描いた不朽の名著。平明かつ流麗な文体による決定版新訳。

**精神現象学（下）**
G・W・F・ヘーゲル
熊野純彦訳

人類知の全貌を綴った哲学史上の一大傑作。四つの原典との頁対応を付し、著名な格言を採録した索引を巻末に収録。従来の解釈の遥か先へ読者を導く。

**象徴交換と死**
J・ボードリヤール
今村仁司／塚原史訳

すべてがシミュレーションと化した高度資本主義像を鮮やかに提示し、〈死の象徴交換〉による、その内部からの〈反乱〉を説く、ポストモダンの代表作。

**経済の文明史**
カール・ポランニー
玉野井芳郎ほか訳

市場経済社会は人類史上極めて特殊な制度的所産である――非市場社会の考察を通じて経済人類学に大転換をもたらした古典的名著。（佐藤光）

フィヒテ入門講義
ヴィルヘルム・G・ヤコプス
鈴木崇夫ほか訳

フィヒテは何を目指していたのか。その現代性とは——。フィヒテ哲学の全領域を包括的に扱い、核心部分を明快に解説した画期的講義。本邦初訳。

哲学入門
バートランド・ラッセル
髙村夏輝訳

誰にも疑えない確かな知識など、この世にあるのだろうか。近代哲学が問い続けてきた諸問題を、これ以上なく明確に説く哲学入門書の最高傑作。

論理的原子論の哲学
バートランド・ラッセル
髙村夏輝訳

世界は原子的事実で構成され論理的分析で解明しうる——急速な科学進歩の中で展開する分析哲学。現代哲学史上あまりに名高い講演録、本邦初訳。

現代哲学
バートランド・ラッセル
髙村夏輝訳

世界の究極的あり方とは？ そこで人間はどう描けるのか？ 現代哲学の始祖が、哲学と最新科学の知見を総動員。統一的な世界像を提示する。本邦初訳。

存在の大いなる連鎖
アーサー・O・ラヴジョイ
内藤健二訳

西洋人が無意識裡に抱き続けてきた「存在の大いなる連鎖」という観念。その痕跡をあらゆる学問分野に探り「観念史」研究を確立した名著。（高山宏）

自発的隷従論
エティエンヌ・ド・ラ・ボエシ
山上浩嗣訳
西谷修監修

圧制は、支配される側の自発的な隷従によって永続する——支配・被支配構造の本質を喝破した古典的名著。20世紀の代表的な関連論考を併録。（西谷修）

アメリカを作った思想
ジェニファー・ラトナー＝ローゼンハーゲン
入江哲朗訳

「新世界」に投影された諸観念が合衆国を作り、社会に根づき、そして数多の運動を生んでゆく——。アメリカ思想の五〇〇年間を通観する新しい歴史。

カリスマ
C・リンドホルム
森下伸也訳

集団における謎めいた現象「カリスマ」について多面的な考察を試み、ヒトラー、チャールズ・マンソンらを実例として分析の俎上に載せる。（大田俊寛）

自己言及性について
ニクラス・ルーマン
土方透／大澤善信訳

国家、宗教、芸術、愛……。私たちの社会を形づくるすべてを動態的・統一的に扱う理論は可能か？ 20世紀社会学の頂点をなすルーマン理論への招待。

**中世の覚醒**
リチャード・E・ルーベンスタイン
小沢千重子訳

中世ヨーロッパ、一人の哲学者の著作が人々の思考様式と生活を根底から変えた――。「アリストテレス革命」の衝撃に迫る傑作精神史。（山本芳久）

**レヴィナス・コレクション**
エマニュエル・レヴィナス
合田正人編訳

人間存在と暴力について、独創的な倫理にもとづく存在論哲学を展開し、現代思想に大きな影響を与えているレヴィナス思想の歩みを集大成。

**実存から実存者へ**
エマニュエル・レヴィナス
西谷修訳

世界の内に生きて「ある」とはどういうことか。存在は「悪」なのか。初期の主著にしてアウシュヴィッツ以後の哲学的思索の極北を示す記念碑的著作。

**倫理と無限**
エマニュエル・レヴィナス
西山雄二訳

自らの思想の形成と発展を、代表的著作にふれながら語ったインタビュー。平易な語り口で、自身によるレヴィナス思想の解説とも言える魅力的な一冊。

**仮面の道**
C・レヴィ＝ストロース
山口昌男／渡辺守章／渡辺公三訳

北太平洋西岸の原住民が伝承する仮面。そこに反映された神話世界を、構造人類学のラディカルな理論で切りひらいて見せる。増補版を元にした完全版。

**黙示録論**
D・H・ロレンス
福田恆存訳

抑圧が生んだ歪んだ自尊と復讐の書「黙示録」を読みとき、現代人が他者を愛することの困難とその克服を切実に問うた20世紀の名著。（高橋英夫）

**考える力をつける哲学問題集**
スティーブン・ロー
中山元訳

宇宙はどうなっているのか？　心とは何か？　遺伝子操作は許されるのか？　多彩な問いを通し、「哲学する」技術と魅力を堪能できる対話集。

**プラグマティズムの帰結**
リチャード・ローティ
室井尚ほか訳

真理への到達という認識論的欲求と、その呪縛からの脱却を模索したプラグマティズムの系譜。その戦いを経て、哲学に何ができるのか？　鋭く迫る！

**知性の正しい導き方**
ジョン・ロック
下川潔訳

自分の頭で考えることはなぜ難しく、どうすればその困難を克服できるのか。近代を代表する思想家が、誰にでも実践可能な道筋を具体的に伝授する。

ニーチェを知る事典　渡邊二郎／西尾幹二 編

50人以上の錚々たる執筆者による「読むニーチェ事典」。彼の思想の深淵と多面的世界を様々な角度から描き出す。巻末に読書案内（清水真木）を増補。

概念と歴史がわかる 西洋哲学小事典　生松敬三／木田元／伊東俊太郎／岩田靖夫編

各分野を代表する大物が解説する、ホンモノかつコンパクトな哲学事典。教養を身につけたい人、議論したい人、レポート執筆時に必携の便利な一冊！

命題コレクション 哲学　坂部恵／加藤尚武 編

ソクラテスからデリダまで古今の哲学者52名の思想について、日本の研究者がひとつの言葉（命題）を引用しながら丁寧に解説する。

命題コレクション 社会学　作田啓一／井上俊 編

社会学の生命がかよう具体的な内容を、各分野の第一人者が簡潔かつ読んで面白い48の命題の形で提示した、定評ある社会学辞典。（近森高明）

柳宗悦　阿満利麿

私財をなげうってまで美しいものの蒐集に奔走した柳宗悦。それほどに柳を駆り立てたのは、美が宗教的救済をもたらすという確信だった。（鈴木照雄）

論証のレトリック　浅野楢英

議論に説得力を持たせる術は古代ギリシアの賢人に学べ！ アリストテレスらのレトリック理論をもとに、論証の基本的な型を紹介する。（納富信留）

貨幣論　岩井克人

貨幣とは何か？ おびただしい解答があるこの命題に、『資本論』を批判的に解読することにより最終解答を与えようとするスリリングな論考。

二十一世紀の資本主義論　岩井克人

市場経済にとっての真の危機、それは「ハイパー・インフレーション」である。21世紀の資本主義のゆくえ、市民社会のありかたを問う先鋭的論考。

増補 ソクラテス　岩田靖夫

ソクラテス哲学の核心には「無知の自覚」と倫理的信念に基づく「反駁的対話」がある。その意味と構造を読み解き、西洋哲学の起源に迫る最良の入門書。

**英米哲学史講義**　一ノ瀬正樹

ロックやヒュームらの経験論は、いかにして功利主義、プラグマティズム、そして現代の正義論や分析哲学へと連なるのか。その歴史的展開を一望する。

**規則と意味のパラドックス**　飯田隆

言葉が意味をもつとはどういうことか？　言語哲学の難題に第一人者が挑み、切れ味抜群の議論で哲学的に思考することの楽しみへと誘う。

**スピノザ『神学政治論』を読む**　上野修

聖書の信仰と理性の自由は果たして両立できるか。スピノザはこの難問を、大いなる逆説をもって考え抜いた。『神学政治論』の謎をあざやかに読み解く。

**倫理学入門**　宇都宮芳明

倫理学こそ哲学の中核をなす学問だ。カント研究の大家が、古代ギリシアから始まるその歩みを三つの潮流に大別し、簡明に解説する。（三重野清顕）

**知の構築とその呪縛**　大森荘蔵

西欧近代の科学革命を精査することによって、二元論による世界の死物化という近代科学の陥穽を克服する方途を探る。（野家啓一）

**物と心**　大森荘蔵

対象と表象、物と心との二元論を拒否し、全体としての立ち現われが直にあるとの「立ち現われ一元論」を提起した、大森哲学の神髄たる名著。（青山拓央）

**思考と論理**　大森荘蔵

人間にとって「考える」とはどういうことか？　日本を代表する哲学者が論理学の基礎と、自分の頭で考える力を完全伝授する珠玉の入門書。（野家啓一）

**歴史・科学・現代**　加藤周一

知の巨人が、丸山真男、湯川秀樹、サルトルをはじめとする各界の第一人者とともに、戦後日本の思想と文化を縦横に語り合う。（鷲巣力）

**『日本文学史序説』補講**　加藤周一

文学とは何か、〈日本的〉とはどういうことか、不朽の名著について、著者自らが縦横に語った講義録。大江健三郎氏らによる「もう一つの補講」を増補。

**沈黙の宗教——儒教** 加地伸行

日本人の死生観の深層には生命の連続を重視する儒教がある。墓や位牌、祖先祭祀などの機能と構造や歴史を読み解き、儒教の現代性を解き明かす。

**中国人の論理学** 加地伸行

毛沢東の著作や中国文化の中から論理学上の中国的特性を抽出し、中国人が二千数百年にわたって追求してきた哲学的主題を照らし出すユニークな論考。

**基礎講座 哲学** 木田元 須田朗 編著

日常の「自明と思われていること」にはどれだけ多くの謎が潜んでいるのか。哲学の世界に易しく誘い、その歴史と基本問題を大づかみにした名参考書。

**あいだ** 木村敏

自己と環境との出会いの原理である共通感覚「あいだ」。その構造をゲシュタルトクライス理論および西田哲学を参照しつつ論じる好著。（谷徹）

**自分ということ** 木村敏

自己と時間の病理をたどり、存在者自己と自己の存在それ自体の間に広がる「あいだ」を論じる木村哲学の入門書。（小林敏明）

**自己・あいだ・時間** 木村敏

間主観性の病態である分裂病に「時間」の要素を導入し、現象学的思索を展開する。精神病理学者である著者の代表的論考を収録。（野家啓一）

**分裂病と他者** 木村敏

分裂病者の「他者」問題を徹底して掘り下げた木村精神病理学の画期的論考。「あいだ＝いま」を見つめ開かれる「臨床哲学」の地平。（坂部恵）

**新編 分裂病の現象学** 木村敏

分裂病を人間存在の根底に内在する自己分裂に根差すものと捉え、現象学的病理学からその自己意識や時間体験に迫る、木村哲学の原型。（内海健）

**近代日本思想選 西田幾多郎** 小林敏明 編

近代日本を代表する哲学者の重要論考を精選。理論的変遷を追跡できる形で全体像を提示する。『日本文化の問題』と未完の論考「生命」は文庫初収録。

近代日本思想選 九鬼周造　田中久文編

近代日本思想選 三木清　森一郎編

近代日本思想選 福沢諭吉　宇野重規編

ドイツ観念論とは何か　久保陽一

増補改訂 剣の精神誌　甲野善紀

増補 民族という虚構　小坂井敏晶

増補 責任という虚構　小坂井敏晶

朱子学と陽明学　小島毅

増補 靖国史観　小島毅

日本哲学史において特異な位置を占める九鬼周造。時間論、「いき」の美学、偶然性の哲学など、その思考の多面性が厳選された論考から浮かび上がる。

人間、死、歴史、世代、技術……。これらのテーマに対し三木はどう応えたか。哲学の可能性を追究した〈活動的生の哲学者〉の姿がいま立ち現れる。

近代日本の代表的思想家であり体現者であった福沢諭吉。その思想の今日的意義を明らかにすべく清新な観点から重要論考を精選。文庫初収録作品多数。

ドイツ観念論は「疾風怒濤」の時代を担った様々な思想家たちとの交流から生まれたものだった。その実情を探り、カント以後の形而上学の可能性を問う。

千回を超す試合に一度も敗れなかった江戸中期の天才剣客真里谷円四郎。その剣技の成立過程に焦点を当て、日本の「武」の精神文化の深奥を探る。

〈民族〉は、いかなる構造と機能を持つのか。血縁・文化連続性・記憶の再検証によって我々の常識を覆し、開かれた共同体概念の構築を試みた画期的論考。

ホロコースト・死刑・冤罪の分析から現れる責任の論理構造とは何か。そして人間の根源的姿とは。補考「近代の原罪」を付した決定版。（尾崎一郎）

近世儒教を代表し、東アジアの思想文化に多大な影響を与えた朱子学と陽明学。この二大流派の由来と実像に迫る。通俗的理解を一蹴する入門書決定版！

靖国神社の思想的根拠は、神道というよりも儒教にある！　幕末・維新の思想史をたどり近代史観の独善性を暴き出した快著の増補決定版。（與那覇潤）

ちくま学芸文庫

「つながり」の精神病理《せいしんびょうり》　中井《なかい》久夫《ひさお》コレクション

二〇一一年六月　十　日　第一刷発行
二〇二二年三月二十日　第七刷発行

著　者　中井久夫（なかい・ひさお）
発行者　喜入冬子
発行所　株式会社　筑摩書房
東京都台東区蔵前二―五―三　〒一一一―八七五五
電話番号　〇三―五六八七―二六〇一（代表）
装幀者　安野光雅
印刷所　星野精版印刷株式会社
製本所　株式会社積信堂


ISBN978-4-480-09362-2 C0111